Selbstwertbezogene Interventionen

Standards der Psychotherapie
Band 13

Selbstwertbezogene Interventionen

Prof. Dr. Lydia Fehm, Dr. Anke Weidmann

Die Reihe wird herausgegeben von:

Prof. Dr. Martin Hautzinger, Prof. Dr. Tania Lincoln, Prof. Dr. Jürgen Margraf, Prof. Dr. Winfried Rief, Prof. Dr. Brunna Tuschen-Caffier

Die Reihe wurde begründet von:

Martin Hautzinger, Kurt Hahlweg, Jürgen Margraf, Winfried Rief

Lydia Fehm
Anke Weidmann

Selbstwert-bezogene Interventionen

hogrefe

Prof. Dr. Lydia Fehm, geb. 1966. 1987–1993 Studium der Psychologie in Marburg. Anschließend Promotionsstipendium in Dresden und therapeutische Tätigkeit mit Schwerpunkt Angststörungen. 1994–1999 Verhaltenstherapieausbildung und 1999 Approbation als Psychologische Psychotherapeutin. 1999–2005 wissenschaftliche Mitarbeiterin im Bereich Klinische Psychologie und Psychotherapie an der Technischen Universität Dresden. 2000 Promotion. 2005–2008 wissenschaftliche Mitarbeiterin im Arbeitsbereich Psychotherapie und Somatopsychologie an der Humboldt-Universität zu Berlin. 2008 Habilitation. Seit 2008 Ambulanzleitung am Zentrum für Psychotherapie der Humboldt-Universität zu Berlin. 2016 Ernennung zur außerplanmäßigen Professorin an der Humboldt-Universität.

Dr. Anke Weidmann, geb. 1978. 1999–2004 Studium der Psychologie und Journalistik in Hamburg. 2005–2017 Tätigkeit als Wissenschaftliche Mitarbeiterin am Lehrstuhl Psychotherapie und Somatopsychologie der Humboldt-Universität zu Berlin. 2009 Promotion. 2007–2012 Ausbildung in Verhaltenstherapie und 2013 Approbation als Psychologische Psychotherapeutin. 2013–2017 psychotherapeutische Tätigkeit in der Hochschulambulanz der Humboldt-Universität zu Berlin. Seit 2017 Psychologische Psychotherapeutin an der Fliedner Klinik Berlin.

Bibliografische Information der Deutschen Nationalbibliothek
Die Deutsche Nationalbibliothek verzeichnet diese Publikation in der Deutschen Nationalbibliografie; detaillierte bibliografische Daten sind im Internet über http://dnb.dnb.de abrufbar.

Hogrefe Verlag GmbH & Co. KG
Merkelstraße 3
37085 Göttingen
Deutschland
Tel. +49 551 999 50 0
Fax +49 551 999 50 111
info@hogrefe.de
www.hogrefe.de

Satz: Sabine Rosenfeldt, Hogrefe Verlag GmbH & Co. KG, Göttingen
Druck: mediaprint solutions GmbH, Paderborn
Printed in Germany
Auf säurefreiem Papier gedruckt

1. Auflage 2023

(E-Book-ISBN [PDF] 978-3-8409-3061-4; E-Book-ISBN [EPUB] 978-3-8444-3061-5)
ISBN 978-3-8017-3061-1
https://doi.org/10.1026/03061-000

Inhaltsverzeichnis

Einführung

Bei einem großen Internet-Buchhändler werden zum Suchwort „Selbstwert" über 2000 Vorschläge gemacht, sehr viele davon sind Selbsthilfebücher oder Ratgeber, die einen besseren Selbstwert, mehr Selbstliebe oder eine höhere Selbstakzeptanz in Aussicht stellen. Offenbar fühlen sich viele Menschen von diesem Thema angesprochen und/oder darüber können gut Bücher geschrieben werden. Eine Suche nach dem Schlüsselwort „self-esteem" einer großen Wissenschafts-Suchmaschine ergab fast 28.000 Treffer für wissenschaftliche Publikationen seit 1970 (Stand August 2021). In unserer therapeutischen und supervisorischen Praxis ist das Thema Selbstwert ebenfalls ubiquitär. Dennoch oder vielleicht gerade deswegen empfanden wir die Anfrage, ein Buch über dieses Thema zu verfassen, als Herausforderung.

Auf den ersten Blick erschienen fast alle therapeutischen Interventionen auf die eine oder andere Art und Weise mit einer Veränderung des Selbstwerts verbunden – ohne unter der Überschrift „selbstwertbezogene Intervention" zu laufen. Eindrücklich im Gedächtnis blieb eine 48-jährige Patientin, die sich im Erstgespräch unter anderem mit dem Anliegen „Ich will wieder mehr Selbstwert haben" an uns wandte. Ihr Alltag war aufgrund starker Ängste seit Monaten auf einen engen Radius um ihre Wohnung beschränkt, sie war dadurch arbeitsunfähig und verbrachte viel Zeit mit Grübeln über ihre Wertlosigkeit. Wir diagnostizierten eine Panikstörung mit Agoraphobie und eine sekundär aufgetretene depressive Episode und leiteten die Patientin in ein Forschungsprojekt weiter, in dem eine stark manualisierte Behandlung der agoraphobischen Symptomatik in hoher Sitzungsfrequenz angeboten wurde. Durch die starke Strukturierung der Sitzungen mit vielen zu besprechenden angstbezogenen Themen und einer großen Zahl von störungsspezifischen Arbeitsblättern kann fast sicher ausgeschlossen werden, dass Zeit für störungsunspezifische, übergreifende Themen war, wie z. B. selbstwertspezifische Interventionen. Dennoch schloss die Patientin in der Abschlussbewertung der Behandlung begeistert, dass sie nun „endlich wieder ein gutes Selbstwertgefühl" habe.

Deutlich seltener steht ein verminderter Selbstwert von vornherein im Fokus der Behandlung. Eine 24-jährige Studentin beschrieb dies so: „Eigentlich bin ich mit mir durchaus zufrieden. Dann fällt mir in einem Seminar eine Mitstudentin auf, die eine Frage stellt, die ich wirklich interessant finde. Ich denke darüber nach und mir fällt auf, dass ich selbst nie solch interessante Fragen stelle. Ich denke dann, dass ich vermutlich auch nicht so schlau und so interessant bin wie diese Kommilitonin. Daraus ergibt sich ein regelrechter Strudel aus Selbstabwertung und Selbsthass, und mir fallen immer mehr Dinge ein, die ich an mir nicht so mag. An guten Tagen bin ich nach ein paar Stunden wieder da raus, aber an schlechten Tagen kann es dazu führen, dass ich mich so wenig leiden kann, dass ich mich im Bett verkrieche und ein paar Tage kaum noch das Haus verlasse. Ich fühle mich wertlos und bin total deprimiert."

Aus diesen Beobachtungen und Überlegungen ergaben sich folgende Fragestellungen:

- Sind alle Probleme von Patientinnen letztlich Selbstwertprobleme?
- Sind alle Psychotherapien letztlich Behandlungen eines geminderten Selbstwerts?
- Gibt es mehr oder weniger selbstwertbezogene Elemente einer Behandlung? Welche sind das?
- Gibt es Patientinnen, bei denen das Thema Selbstwert mehr im Fokus steht als bei anderen?
- Gibt es Problemkonstellationen oder Störungen, bei denen das Thema Selbstwert mehr im Fokus steht als bei anderen?
- Gibt es einen optimalen Zeitpunkt für selbstwertbezogene Interventionen?
- Gibt es Kontraindikationen für selbstwertbezogene Interventionen?
- Funktionieren selbstwertbezogene Interventionen auch in der Gruppe?

Diese Fragen wollen wir in unserem Buch beantworten. Wir wollen dazu beitragen, dass der Bereich der selbstwertbezogenen Interventionen überschaubarer wird, und dass die Leserin über ein klareres Verständnis unterschiedlich intensiven Arbeitens mit selbstwertorientierten Strategien und Methoden verfügt.

Dieses Buch ist kein Manual, es gibt also keine Schritt-für-Schritt-Anleitung, die bei Selbstwertproblemen direkt so übernommen werden kann. Da sich die Selbstwertprobleme unserer Patientinnen ohnehin sehr unterscheiden, wäre dies möglicherweise auch gar nicht zielführend. Wir verstehen dieses Buch daher eher als Nachschlagewerk für Anregungen zum Erwerb und zur Vertiefung des eigenen therapeutischen Repertoires.

Noch ein Hinweis

In vielen Kontexten wird derzeit um sprachliche Ausdrucksformen gerungen, die möglichst geschlechtergerecht und dennoch gut lesbar sind. Wir haben uns für dieses Buch entschieden, bei allgemeinen Formulierungen immer die weibliche Form bei der Bezeichnung von Gruppenzugehörigkeiten zu verwenden, also zum Beispiel durchgängig von Therapeutinnen und Patientinnen zu sprechen, da in diesen beiden Gruppen die größte Untergruppe weiblich ist. Selbstverständlich sind an allen Stellen Menschen aller Geschlechter mit angesprochen.

Wenn wir Fälle von Patientinnen schildern, greifen wir oft auf unsere eigene Praxis zurück. Wir haben jedoch alle Schilderungen so verfremdet, dass zentrale Merkmale der Person nicht kenntlich sind.

Berlin, Januar 2023

Lydia Fehm und
Anke Weidmann

1 Problembeschreibung und theoretische Konzepte

1.1 Beschreibung und Arbeitsdefinition von Selbstwertproblemen

Bei der Beschäftigung mit dem Thema Selbstwert taucht eine Vielzahl von Begriffen auf, die dieses Thema beschreiben, wie z. B. Selbstachtung, Selbstmitgefühl, Selbstbewusstsein oder Selbstsicherheit. Viele dieser Begriffe überlappen sich oder werden von verschiedenen Autorinnen unterschiedlich beschrieben oder eingeordnet. Eine Definition und die Abgrenzung zu anderen Begriffen unternehmen wir im nächsten Abschnitt (vgl. Kapitel 1.2). Wir haben uns für dieses Buch dazu entschieden, den Begriff *Selbstwert* zu nutzen.

Selbstwert, Selbstwertgefühl

Im therapeutischen Kontext ist es für viele Patientinnen leichter, von Selbstwert*gefühl* zu sprechen: Auch wenn der Selbstwert kein Gefühl ist bzw. mehr als das, äußert sich ein geringer oder schwankender Selbstwert für Patientinnen häufig in starken negativen Emotionen, z. B. in Scham oder Minderwertigkeitsgefühlen. Für das Gespräch mit Patientinnen ist daher der Begriff des Selbstwert*gefühls* oft ein guter Einstieg in die Arbeit an den damit verbundenen Problemen.

Globaler Selbstwert

Was ist nun Selbstwert bzw. Selbstwertgefühl? Unter Selbstwert versteht man schlicht den Wert, den eine Person sich selbst zuschreibt (z. B. Potreck-Rose, 2006, S. 9; Zeigler-Hill, 2011; Baumeister, 1993; Branden, 1994), d. h. die evaluative Komponente des Selbst. Selbstwert ist somit ein subjektives Phänomen. Die meisten Befragten könnten auf die Frage, wie es um den eigenen Selbstwert bestellt sei, eine ungefähre Aussage treffen. Diese Einschätzung wird dann als globaler Selbstwert bezeichnet.

Bereichsspezifischer Selbstwert

Bei genauerem Hinsehen fällt jedoch auf, dass die Frage, wie es um den eigenen Selbstwert bestellt sei, nicht so einfach zu beantworten ist. Viele Autorinnen führen an, dass der Selbstwert strenggenommen der Selbstwert in vielen unterschiedlichen Lebensbereichen ist, denn die meisten Menschen berichten in verschiedenen Lebensbereichen auch unterschiedlich ausgeprägten Selbstwert (z. B. Swann & Bosson, 2010). Dies kann beispielsweise an Rollen gebunden sein, z. B. als Partnerin, Mutter, Chefin oder Mannschaftsmitglied beim Sport. Auch ein Bezug auf verschiedene psychologische Domänen ist möglich, wie z.B. berufliche Leistung, soziale Kontakte oder physische Aspekte (Aussehen, Sportlichkeit).

Die mögliche Bereichsabhängigkeit des Selbstwerts findet sich in manchen psychometrischen Instrumenten wieder (z.B. der Multidimensionalen Selbstwertskala; vgl. Seite 37), hat jedoch (noch) keine finale Operationalisierung gefunden und wird auch in vielen Studien nicht systematisch berücksichtigt (vgl. auch Kapitel 1.3.5).

Eine Vielzahl von Studien konnte zeigen, dass ein hohes Niveau einer globalen Einschätzung des Selbstwerts mit einer Reihe von Variablen des psychischen Wohlbefindens assoziiert ist, wie z.B. höherer Lebenszufriedenheit, akademischem Erfolg, geringerer Einsamkeit, weniger problematischem Smartphone-Gebrauch, aber auch mit höheren Ausprägungen psychopathologischer Variablen wie Depressivität und Suizidgedanken (für Reviews siehe z.B. DuBois & Tevendale, 1999; Baumeister, Campbell, Krueger & Vohs, 2003). Manche der Befunde waren jedoch uneinheitlich oder das Niveau des Selbstwerts konnte nur einen kleinen Teil der Gesamtvarianz der untersuchten Variablen erklären.

In der Folge wurden neben dem Ausmaß des globalen Selbstwerts (engl.: „level of self-esteem“) zusätzliche Aspekte des Selbstwerts konzeptualisiert und als potenzielle Einflussfaktoren untersucht:
1. Die Außenabhängigkeit („contingency“),
2. die Stabilität („stability“) sowie
3. die Konvergenz zwischen implizitem und explizitem Selbstwert („implicit versus explicit self-esteem“).

Außenabhängigkeit des Selbstwerts

Annahmen zu einem außenabhängigen bzw. -unabhängigen Selbstwert postulieren, dass ein Selbstwert, der stärker an antizipierte Erwartungen bzw. Reaktionen anderer gekoppelt ist, eher niedrig ist. Dies kann sich auf alle Lebensbereiche beziehen oder auf ausgewählte (z.B. akademische Leistung). Auf die akademische Leistung bezogen würde ein hohes Maß an außenabhängigem Selbstwert bedeuten, dass die Person bei fehlender positiver Zustimmung, ausbleibendem Erfolg oder einer schlechten Note schnell einen niedrigen Selbstwert in diesem Bereich entwickelt. Einige Studien (z.B. Schöne, Tandler & Stiensmeier-Pelster, 2015; Wouters et al., 2013) konnten zeigen, dass ein bereichsspezifisch abhängiger Selbstwert mit einem höheren Ausmaß an depressiven Symptomen assoziiert war.

Das u.a. in der Gesprächspsychotherapie verortete Konzept der bedingungslosen positiven Zuwendung wird ebenfalls mit dieser Form von Selbstwert in Zusammenhang gebracht: Eltern, die ihren Kindern bereichs- und inhaltsunabhängig Zuwendung schenken, fördern damit die Entwicklung eines stabilen Selbstwerts.

Stabilität und Fragilität des Selbstwerts

Weitere Differenzierungen beziehen sich auf den zeitlichen Verlauf: Der Selbstwert kann in Abhängigkeit von äußeren Ereignissen oder spontan schwanken. In der Literatur wird entsprechend von der Stabilität oder Fragilität des Selbstwerts einer Person gesprochen (z. B. Kernis, Lakey & Heppner, 2008). Dies kann noch weiter unterteilt werden in die wahrgenommene versus die tatsächliche Stabilität, die über wiederholte Messungen erfasst werden könnte. Die wahrgenommene Stabilität entspräche dabei einer globalen Selbsteinschätzung für einen Zeitraum, während die tatsächliche Stabilität über wiederholte Messungen erfasst wird. Eine mögliche Quelle eines schwankenden Selbstwerts könnte die oben geschilderte stärkere Außenabhängigkeit sein – die Stabilität wäre also in dieser Betrachtungsweise eine Folge eines außenunabhängigen Selbstwerts. Die Frage, ob es auch Personen mit instabilem Selbstwert gibt, der jedoch nicht auf eine stärkere Außenabhängigkeit zurückzuführen ist, wurde nach unserem Wissen bislang nicht beantwortet.

Expliziter und impliziter Selbstwert

Eine weitere Differenzierung erfolgt mit dem Konzept des expliziten und impliziten Selbstwerts. Der explizite Selbstwert ist die direkte Wahrnehmung bzw. Aussage über den eigenen Selbstwert, von der bisher gesprochen wurde. Für eine Vielzahl psychologischer Dimensionen wurde jedoch eine zusätzliche implizite Ebene angenommen: Diese spiegelt sich nicht in den direkten Aussagen wider, sondern wird als automatisch und möglicherweise unbewusste Reaktion konzeptualisiert. Häufig werden die impliziten Ausprägungen über Reaktionszeiten gemessen, das klassische experimentelle Paradigma ist der Implizite Assoziationstest (IAT; Greenwald, McGhee & Schwartz, 1998). Im Falle von Selbstwert wären dies z. B. selbstbewertende Äußerungen, die mit anderen Stimuli kombiniert dargeboten werden. Auf diese muss z. B. durch Tastendruck reagiert werden. Die Differenzen zwischen den Reaktionszeiten zwischen z. B. positiven und negativen selbstbewertenden Äußerungen entsprechen dann dem postulierten impliziten Selbstwert.

Expliziter und impliziter Selbstwert zeigen sich in Studien interessanterweise als weitgehend unabhängige Dimensionen. Bei den entstehenden Differenzen kann unterschieden werden zwischen einem fragilen Selbstwert, d. h. einem hohen expliziten, aber niedrigen impliziten Selbstwert, sowie einem beschädigten Selbstwert (niedriger expliziter, aber hoher impliziter Selbstwert; siehe z. B. Vater et al., 2013; Zeigler-Hill, 2011).

Fragiler, beschädigter Selbstwert

Der fragile Selbstwert wurde in einer Reihe von Studien mit der narzisstischen Persönlichkeitsstörung sowie der Borderline-Persönlichkeitsstörung in Verbindung gebracht. Bei Jugendlichen mit einer Autismus-Spektrum-Störung wurde hingegen im Vergleich zu Jugendlichen ohne psychische Störung eher ein beschädigter Selbstwert gefunden, d. h. geringerer expliziter Selbstwert bei gleich hoher Ausprägung des impliziten Selbstwerts. Auch Depressivität und Ängstlichkeit werden wiederholt mit Diskrepanzen zwischen dem expliziten und impliziten Selbstwert in Verbindung gebracht.

Für die Praktikerin ist eine Messung des impliziten Selbstwerts mithilfe von experimentellen Anordnungen in der Regel keine Option. Wir denken jedoch, dass sich Hinweise auf einen niedrigen impliziten Selbstwert durch Beobachtungen finden lassen, z. B. wenn überkompensatorische Verhaltensweisen in einer selbstwertbedrohlichen Situation gezeigt werden oder Diskrepanzen zwischen verbalen Äußerungen und der Mimik, Gestik oder Verhalten auftreten. Diese Annahme ist jedoch nicht wissenschaftlich gestützt.

Fazit

Zusammenfassend kann festgehalten werden, dass der globale Selbstwert leicht definiert werden kann. In der Forschung wurden weitere Differenzierungen vorgenommen, z. B. bezüglich unterschiedlicher Domänen, des Ausmaßes der Abhängigkeit von Außenkriterien, der zeitlichen Fragilität bzw. Stabilität sowie dem Unterschied zwischen dem expliziten und impliziten Selbstwert. Eine Modellvorstellung, die alle diese Faktoren einbezieht, existiert derzeit (noch) nicht.

1.2 Abgrenzung und Überlappung verwandter Konstrukte

Wie bereits geschildert, existieren im Umfeld des Begriffs Selbstwert eine Vielzahl verwandter Begriffe. In Tabelle 1 haben wir häufig genutzte Begriffe zusammengetragen und grenzen sie jeweils zum oben definierten Selbstwert-Begriff ab. Viele Begriffe sind nicht zentral und einheitlich definiert, sodass wir unsere Beschreibung keinesfalls als begriffliche Festlegung für jeden der beschriebenen Begriffe verstehen wollen.

Tabelle 1: Selbstwert und verwandte Konstrukte

Konstrukt	Abgrenzung zum Selbstwert-Begriff
Selbstachtung	Selbstachtung ist als positives Gefühl gegenüber der eigenen Person und ihrer Leistung konzeptualisiert. Sie deckt somit einen Bereich von Selbstwert ab.
Selbstmitgefühl	Selbstmitgefühl beschreibt im Gegensatz zu Selbstwert eher eine Haltung als ein Ergebnis, nämlich einen freundlichen und wohlwollenden Umgang mit sich selbst, gerade auch dann, wenn schmerzhafte Gefühle und Gedanken erlebt werden. Selbstmitgefühl kann zu einem gesunden Selbstwertgefühl beitragen (vgl. Kasten).
Selbstvertrauen	Selbstvertrauen bezieht sich auf eigene Fähigkeiten und Fertigkeiten und deren Einsatz.

Tabelle 1: Fortsetzung

Konstrukt	Abgrenzung zum Selbstwert-Begriff
Selbstakzeptanz	Selbstakzeptanz stellt einen Unteraspekt von Selbstwert dar und besteht in einem sich zugewandten Umgang mit eigenen Fehlern und Unzulänglichkeiten.
Selbst-zufriedenheit	Selbstzufriedenheit hat im allgemeinen Sprachgebrauch die negative Konnotation von zu viel Zufriedenheit mit den eigenen Fähigkeiten.
(Positives) Selbstkonzept	Das Selbstkonzept stellt die deskriptive Komponente des Selbst dar, der Selbstwert die evaluative.
(Positives) Selbstbild	Der Begriff des Selbstbildes ist inhaltlich deckungsgleich mit dem Begriff des Selbstkonzepts. Da er in der Umgangssprache häufiger genutzt wird, ist er für den therapeutischen Kontext geeigneter.
Selbst-wirksamkeit	Selbstwirksamkeit bezeichnet die Überzeugung, schwierige Situationen und Herausforderungen meistern zu können. Sie stellt damit einen Unteraspekt von Selbstwert dar.
Selbstsicherheit	Selbstsicherheit bezieht sich auf die wahrgenommene Kompetenz im Umgang mit interpersonell herausfordernden Situationen. Sie stellt damit einen Unteraspekt von Selbstwert dar.
Soziale Kompetenz	Soziale Kompetenz bezieht sich auf Denk- und Verhaltensweisen in Interaktionssituationen, stellt also einen Unteraspekt des Selbstwerts dar.
(Gutes, hohes) Selbst-bewusstsein	Im psychologischen Kontext wird ein hohes Selbstbewusstsein ähnlich wie ein gutes Selbstvertrauen konzeptualisiert, also als subjektive Überzeugung guter eigener Fähigkeiten und des eigenen Werts. Es kommt somit dem Begriff eines guten Selbstwerts relativ nah.

Selbstmitgefühl

Da der Begriff des Selbstmitgefühls in der Psychotherapie in den letzten Jahren viel Beachtung erfahren hat – auch in Zusammenhang mit selbstmitgefühlsbasierten Interventionen für die Psychotherapie – möchten wir diesen im folgenden Kasten genauer erläutern und von Selbstwert abgrenzen.

Selbstmitgefühl

Selbstmitgefühl bezeichnet das Mitgefühl in Bezug auf die eigene Person. Kristin Neff (2003) operationalisiert Selbstmitgefühl mittels dreier Facetten:

1. Der Freundlichkeit („kindness") gegenüber der eigenen Person,
2. der Achtsamkeit, insbesondere für schmerzhafte Gedanken und Gefühle („mindfulness"), und
3. der Tatsache, dass alle Menschen Leid erleben und dadurch miteinander verbunden sind („sense of common humanity").

Zusammen mit Chris Germer entwickelte Neff eine achtwöchige Gruppenintervention für die Allgemeinbevölkerung, das Mindfulness Self-Compassion Training (MSC; Neff & Germer, 2013): Hier lernen Menschen, freundlich und mitfühlend auf emotionalen Schmerz und Belastungen zu reagieren. Neff und Germer sehen das Programm eher als Fertigkeiten-Training („like going to the gym"), es ersetze keine Psychotherapie, könne aber als sinnvolles Additivum verwendet werden.

Etwa zeitgleich entwickelte Paul Gilbert basierend auf evolutionären, neurowissenschaftlichen und psychologischen Forschungsergebnissen die „Compassion-Focused Therapy" (CFT; z.B. Gilbert, 2014). Sie kombiniert Elemente verschiedener Therapierichtungen, vorrangig der kognitiven Verhaltenstherapie, mit der Stärkung einer mitfühlenden Haltung und ist insbesondere für Patientinnen indiziert, die ein hohes Maß an Scham und Selbstkritik zeigen. Unter Mitgefühl versteht Gilbert die Empfindsamkeit für eigenes Leid und Leid der anderen („sensitivity to suffering"), verbunden mit dem Wunsch, zu versuchen, dieses zu lindern oder diesem vorzubeugen. Gilbert arbeitet dabei mit unterschiedlichen inneren Anteilen oder Mindsets, zum Beispiel dem „Compassionate Self", welches durch verschiedene Qualitäten charakterisiert ist (z.B. Empathie, Toleranz für Leid, Nicht-Bewertung). Darüber hinaus führt er verschiedene Fertigkeiten und Übungen auf, die dieses Mindset stärken (Gilbert 2014; vgl. auch Kapitel 4.3.3).

Beide Strömungen weisen eine rege Forschungstätigkeit auf, es wurden verschiedene psychometrische Instrumente entwickelt und die Interventionen können als vergleichsweise gut evaluiert gelten (vgl. Kapitel 5.1).

Insbesondere Neff legt großen Wert darauf, Selbstmitgefühl von Selbstwert abzugrenzen (z.B. Neff & Vonk, 2009). Sie betont, dass der Selbstwert durch Vergleiche mit anderen zustande komme, in denen wir besser abschneiden *müssten* – schon wer sich für „durchschnittlich" halte oder ein entsprechendes Feedback bekomme, erlebe Unsicherheit, Scham und Versagen. Um sich gut zu fühlen, verzerrten wir unsere Wahrnehmung oder werteten andere ab. Sich im Verhältnis zu anderen besser zu bewerten, führe in der Regel zu einem guten (Selbstwert-)Gefühl, jedoch nicht auf Dauer. Selbstmitgefühl fokussiere dagegen die Gemeinsamkeiten mit anderen Menschen statt der Unterschiede. Statt negative Emotionen zu vermeiden, gehe es darum, sie akzeptierend wahrzunehmen und sich dabei zu unterstützen. Selbstmitgefühl beschreibt damit mehr eine Haltung als ein Ergebnis.

Nun lässt sich allerdings vermuten, dass der globale Selbstwert und Selbstmitgefühl große Gemeinsamkeiten aufweisen, da sie in Studien in der Regel hoch korreliert sind. Zudem stehen beide positiv mit psychischem Wohlbefinden in Beziehung (vgl. auch Kapitel 5.1) und waren in einer Studie von Neff und Vonk (2009) statistisch äquivalent in der Lage, Glück, Optimismus und positive Gefühlszustände zu prädizieren. Selbstmitgefühl erwies sich aber über einen Zeitraum von acht Monaten als weniger von externen Faktoren beeinflussbar und konnte die Stabilität des Selbstwertgefühls voraussagen, während der zu Beginn gemessene globale Selbstwert keinen wesentlichen Beitrag über Selbstmitgefühl hinaus leistete.

Das Ziel psychotherapeutischer Interventionen besteht in der Förderung eines *gesunden* Selbstwerts – eines Selbstwerts also, der relativ stabil ist und eine relative Freiheit von äußeren Einflüssen aufweist (Kernis, 2003). Ein Selbstwert, der durchgehend hoch sein *muss*, was z. B. durch die von Neff beschriebene Weise sichergestellt wird, widerspricht diesem Ziel. Ein wichtiger Beitrag zu mehr innerer Stärke und Selbstwertgefühl kann gerade darin bestehen, negative Gefühle wahrzunehmen, anzunehmen und sich selbst zu akzeptieren, inklusive verschiedener Fehler und Schwächen. Anders als Neff sehen wir Selbstwert und Selbstmitgefühl nicht als konkurrierende Konstrukte, sondern eins als Ergebnis des anderen: Eine selbstmitfühlende Haltung trägt zu Selbstvertrauen und Selbstakzeptanz bei, den wichtigsten Bausteinen eines guten und gesunden Selbstwerts.

1.3 Selbstwertmodelle

Im Bereich der Selbstwertmodelle gibt es solche, die die Rolle des Selbstwerts innerhalb der Persönlichkeit des Individuums beschreiben (vgl. Kapitel 1.3.1 bis 1.3.4), sowie Modelle, die den Selbstwert an sich weiter differenzieren. Letztere stellen wir in Kapitel 1.3.5 vor. Eine Sonderstellung nimmt das Modell von Melanie Fennell ein, das als einziges explizit aus dem klinisch-psychotherapeutischen Kontext stammt und das wir in Kapitel 1.3.6 genauer erläutern.

Arbeitsmodelle für den therapeutischen Alltag

Für den therapeutischen Alltag gibt es darüber hinaus noch Arbeitsmodelle, die sich in der Kommunikation mit den Patientinnen gut eignen, um Facetten des Selbstwerts zu veranschaulichen und therapeutisch damit weiterzuarbeiten. Klassiker hierbei sind die Säulen-Modelle, die Facetten oder Bereiche des Selbstwerts als unterschiedlich viele Säulen repräsentieren. Diese Modelle sind jedoch keine empirisch fundierten Modelle. Wir stellen sie in Kapitel 4 unter dem Thema „Psychoedukation“ genauer vor.

1.3.1 Selbstwert als Grundbedürfnis nach Grawe

Klaus Grawe formulierte in seiner Konsistenztheorie vier Grundbedürfnisse:

- das Bedürfnis nach Orientierung und Kontrolle,
- das Bindungsbedürfnis,

- das Bedürfnis nach Lustgewinn und Unlustvermeidung sowie
- das Bedürfnis nach Selbstwerterhöhung.

Einen stabilen und hohen Selbstwert zu haben ist demnach ein primäres menschliches Bedürfnis (Grawe, 1998, 2004) und motiviert zu entsprechenden Denk- und Verhaltensweisen.

Selbstwert als Grundbedürfnis

1.3.2 Selbstwert als Teil eines umfassenden Motivationsmodells

Carol Dweck unternahm den Versuch, Erkenntnisse aus vielen psychologischen Domänen zusammenzutragen und daraus ein Modell der menschlichen Bedürfnisse zu entwickeln (Dweck, 2017). Sie unterscheidet dabei drei Ebenen von Bedürfnissen: Grundbedürfnisse, übergeordnete Bedürfnisse, die aus jeweils zwei der Grundbedürfnisse zusammengesetzt werden, sowie ein über allem stehendes Bedürfnis nach Selbst-Kohärenz. Die Grundbedürfnisse werden mit Vorhersagbarkeit („predictability"), Akzeptanz („acceptance") und Kompetenz („competence") benannt. Die drei übergeordneten Bedürfnisse sind Vertrauen („trust"), Kontrolle („control") und Selbstwert („self-esteem"). Abbildung 1 zeigt, wie die übergeordneten Bedürfnisse aus den Basiskomponenten zusammengesetzt werden.

Interessant ist, dass der Faktor Selbstwert auf den Grundbedürfnissen Kompetenz und Akzeptanz basiert – eine Unterteilung von Selbstwert, die sich

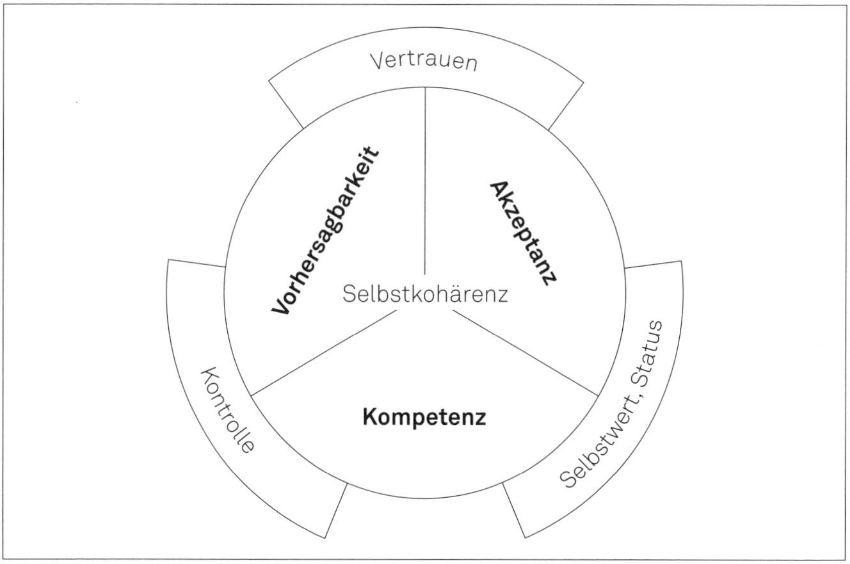

Abbildung 1: Bedürfnis-Modell nach Dweck (2017)

unter anderem auch für eines der zentralen Fragebogenverfahren fand, die Rosenberg-Selbstwertskala (vgl. Kapitel 3.2.1).

1.3.3 Soziometer-Theorie

Soziale Inklusion

Die Soziometer-Theorie des Selbstwerts (Leary & Baumeister, 2000) postuliert, dass Menschen ein fundamentales Bedürfnis nach sozialer Eingebundenheit („social inclusion") haben. Der Selbstwert eines Menschen hängt demnach von der Eigenwahrnehmung der Person als ein wertgeschätztes Mitglied in den sozialen Bezügen ab und dient somit als Indikator (Soziometer) für die Variable der sozialen Eingebundenheit. Die eigene Wahrnehmung der Wertschätzung in sozialen Bezügen würde nach dieser Theorie vollumfänglich das Ausmaß des Selbstwerts erklären. Dieses Modell ist Grundlage für eine Vielzahl von Studien, z. B. zum Selbstwert bei Jugendlichen oder zum Selbstwert von Mitarbeiterinnen in größeren Unternehmen.

1.3.4 Terror-Management-Theorie

Die Terror-Management-Theorie (TMT; Greenberg, Pyszczynski & Solomon, 1986) entstand in den 1980er Jahren und sollte erklären, warum Menschen überhaupt Selbstwert haben, und warum sie Wert darauf legen, dass die eigene Sicht der Welt die richtige ist. Die TMT geht davon aus, dass die Angst vor der Unausweichlichkeit des Todes einen massiven Einfluss auf unser Erleben und Verhalten hat. Zwei Aspekte helfen uns, mit dieser Angst umzugehen:

1. Die Überzeugung, dass die eigenen Sichtweisen der Welt die richtigen sind, stabilisiert uns.
2. Menschen beziehen angesichts der Bedrohung durch den Tod ihren Selbstwert daraus, dass sie nach den selbstgesetzten Maßstäben und Werten handeln.

Terror-Management

Selbstwert stellt in dieser Theorie somit eine zentrale Variable für den Umgang mit der ultimativen Angst vor dem Tod dar. In Studien konnte gezeigt werden, dass sowohl ein situativ hoher als auch ein habituell hoher Selbstwert davor schützt, mit Abwehr zu reagieren, wenn in Situationen das eigene Sterben eine hohe Salienz erlangt. Die TMT nimmt auch Bezug auf psychische Störungen: Da Angst eine zentrale Variable der Theorie ist, liegt natürlich ein Bezug zu den Angststörungen auf der Hand. Die Theorie bezieht sich jedoch auch auf andere Störungen, wie z. B. Depressionen. Aus klinischer Perspektive hat die TMT jedoch einen eher geringen Einfluss auf die Modellbildung in der klinischen Psychologie. Ein kurzer Überblick dazu findet sich bei Pyszczynski et al. (2015).

Fazit

Selbstwert ist ein wichtiger Teil sehr unterschiedlicher psychologischer Theorien. Er wird sowohl als menschliches Grundbedürfnis als auch als zentrales Motiv konzeptualisiert.

1.3.5 Hierarchische Strukturmodelle des Selbstwerts

Hierarchisches Strukturmodell

In vielen Modellen zum Selbstwert wird dieser als hierarchisch organisiertes Phänomen verstanden: Dabei wird das übergeordnete allgemeine Selbstwertgefühl unterteilt in Unterbereiche, die dann ihrerseits weiterhin untergliedert werden können. So könnte der globale Selbstwert auf der nächsten Ebene unterteilt werden in den akademischen und nicht akademischen Selbstwert. Letzterer könnte dann weiter unterteilt werden in den sozialen, den emotionalen oder den Selbstwert in Bezug auf das körperliche Erscheinungsbild.

Insgesamt werden oft vier größere Bereiche unterschieden: leistungsbezogener, emotionaler, sozialer und physischer Selbstwert.

Fazit

Dass der Selbstwert bereichsspezifisch unterschiedlich ausfällt, kann als allgemein akzeptierte Modellvorstellung gelten.

Noch offen sind jedoch folgende Fragen: Wie stark hierarchisch gegliedert ist der Selbstwert wirklich? Gibt es überhaupt einen globalen Selbstwert? Wie abhängig sind die einzelnen Ebenen voneinander? Sind die Bereiche bei allen Individuen gleich oder ähnlich oder gibt es individuelle oder auch kulturelle Differenzierungen? Setzt sich der globale Selbstwert aus den unterschiedlichen Hierarchie-Ebenen zusammen oder beeinflusst vielmehr der globale Selbstwert die unteren Hierarchie-Ebenen?

1.3.6 Klinisch-psychologische Modelle: Das kognitiv-behaviorale Modell von Fennell

In der klinisch-psychologischen Literatur findet sich letztlich nur ein einziges Modell, das Entstehung und Aufrechterhaltung von Selbstwertproblemen umfassend veranschaulicht: das kognitive Modell von Melanie Fennell.

Kognitiv-behaviorales Modell

Melanie Fennell (1997, 2016) entwickelte ein umfassendes Störungsmodell zu geringem Selbstwert. Es ist insofern einzigartig, als es auf den (geringen)

Selbstwert einer Patientin ausgerichtet ist und diesen zu erklären versucht – und nicht auf eine Diagnose, wie alle sonstigen Störungsmodelle, mit denen Psychotherapeutinnen in der Praxis typischerweise arbeiten. Basierend auf ihrem Modell hat Fennell ein vollständiges kognitiv-verhaltenstherapeutisches Therapiekonzept vorgelegt, das auf die Veränderung geringen Selbstwerts zielt (vgl. Kapitel 4.2.5). Dieses Modell und die abgeleiteten kognitiv-behavioralen Techniken können unabhängig von der Art der diagnostizierten psychischen Störung und auch beim Vorliegen von Komorbiditäten umgesetzt werden, sofern davon ausgegangen werden kann, dass selbstwertrelevante Grundüberzeugungen Ausgangspunkt für die aktuellen Probleme der Patientin sind. Es ist somit ein transdiagnostisches Modell.

Das relativ komplexe Modell (vgl. Abbildung 2) wird übersichtlicher, wenn die zwei Teile oben und unten zunächst einzeln betrachtet werden: Der obere Teil bezieht sich auf die Frage, wie ein geringer Selbstwert entstanden ist, während der untere Teil aufrechterhaltende Mechanismen expliziert.

Entstehung von niedrigem Selbstwert

Ausgangspunkt des Modells bilden (frühe) lebensgeschichtliche Erfahrungen, die sich auf das Selbstwertgefühl auswirkten. Dazu zählen:

- Vernachlässigung oder Missbrauch,
- übermäßig bestrafendes oder kritisierendes Verhalten von Bezugspersonen oder anderen Erwachsenen,
- die Erfahrung, den Ansprüchen wichtiger Bezugspersonen nicht zu genügen oder zum eigenen Nachteil mit anderen verglichen zu werden,
- die Erfahrung, aus verschiedenen Gründen mit Gleichaltrigen nicht mithalten zu können,
- Mobbing oder Cybermobbing,
- Bezugspersonen zu haben, die selbst sehr belastet oder gestresst sind,
- zu wenig Zuneigung, Ermutigung oder Lob zu erhalten, oder
- in Schule oder Familie sehr herauszustechen.

Diese Erfahrungen führen zur Herausbildung negativer, selbstwertrelevanter Grundüberzeugungen, z. B. „Ich bin wertlos“, „Ich bin dumm“, „Ich bin nicht liebenswert“, die aufgrund der individuellen Erfahrungen aus der damaligen (kindlichen) Perspektive Sinn ergeben. Fennell spricht hier von der „Bottom Line“, was mit „Grundlinie“ zu übersetzen wäre und die Grundüberzeugungen oder Schemata einer Person bezeichnet. Um trotz dieser schmerzhaften Überzeugung am Leben teilhaben zu können und die Bottom Line nach Möglichkeit ausgeblendet zu halten, passen Menschen ihr Verhalten an und orientieren sich an „Rules for Living“, also idiosynkratischen Lebensregeln. Dazu zählen zum Beispiel Leitsätze wie „Ich muss alles für andere tun, sonst werden diese mich ablehnen“, „Ich darf mich niemandem so zeigen, wie ich bin“, „Bevor ich versagen könnte, versuche ich es erst gar nicht“.

Diese Regeln sorgen für ein fragiles Gleichgewicht, da sie die Bottom Line in Schach halten. Sie verhindern aber auch, dass Menschen Erfahrungen ma-

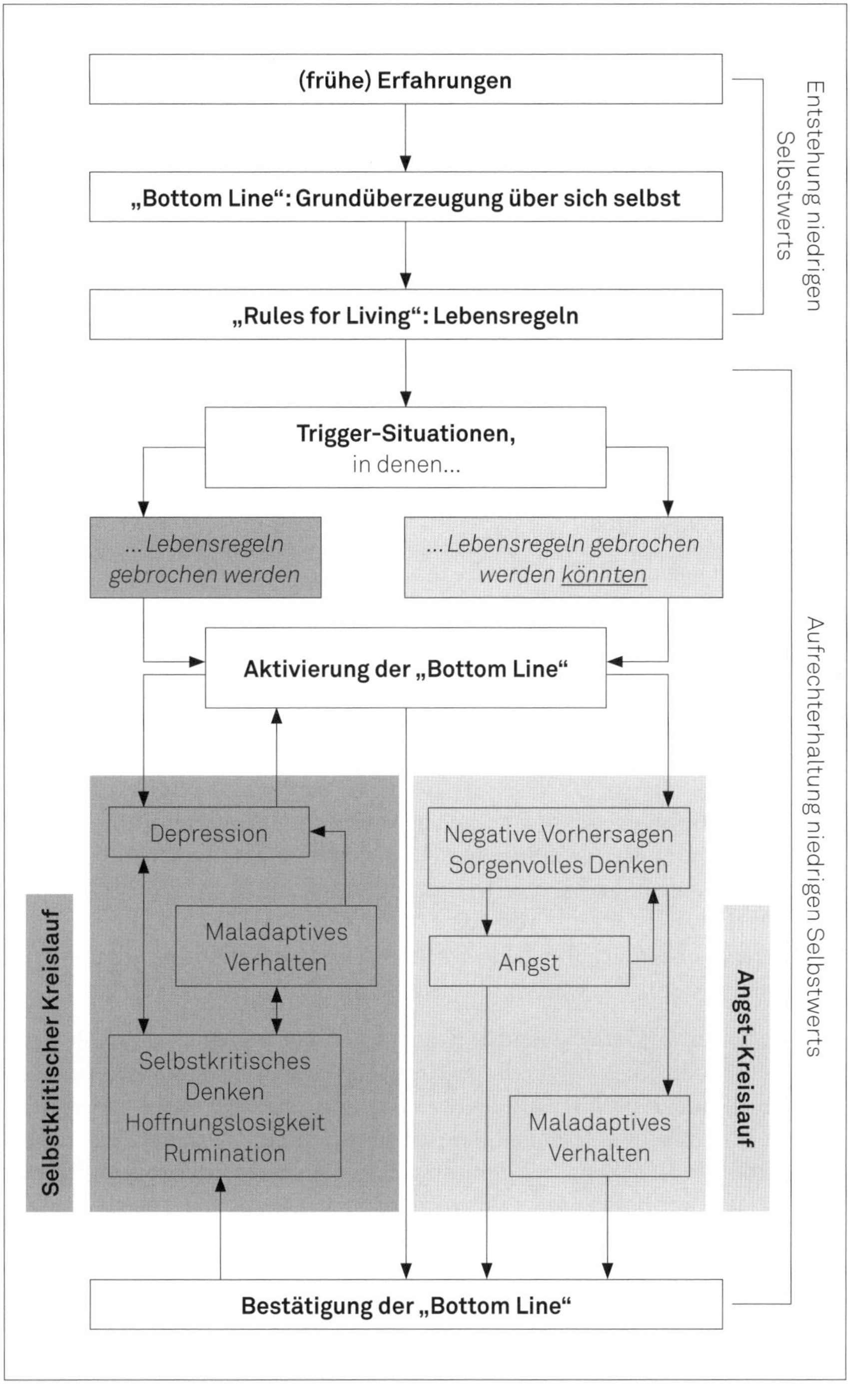

Abbildung 2: Kognitiv-behaviorales Modell der Entstehung und Aufrechterhaltung eines niedrigen Selbstwerts nach Melanie Fennell

chen, die der Bottom Line widersprechen und sie verändern könnten. Im folgenden Beispiel wird die Entstehung eines niedrigen Selbstwerts erläutert.

Beispiel: Frau P. – Entstehung eines niedrigen Selbstwerts

Frühe Erfahrungen: Frau P. (48 Jahre) sei bereits bei Geburt eine Enttäuschung für ihren Vater gewesen, der sich einen Sohn gewünscht habe. Der Vater habe zu Hause den Ton angegeben und sie weitestgehend nicht beachtet. Die Mutter habe niemals aufbegehrt und ihr höchstens heimlich mal über das Haar gestrichen. Der ältere Bruder habe sie ungestraft schlagen dürfen. Sie habe gelernt, dass es am besten sei, sich nicht zu wehren und darüber hinaus unsichtbar zu bleiben. Sie habe erst als Gymnasiastin aufgrund ihrer schulischen Leistungen Anerkennung vom Vater erfahren. Sie habe Jura studiert – gegen den Willen des Vaters, der ihr dies nicht zugetraut habe. Sie sei heute die erste und einzige Akademikerin in ihrer Herkunftsfamilie und habe sich immer sehr über beruflichen Erfolg definiert.

Bottom Line: „Ich bin nicht liebenswert. Ich bin nicht gut genug."

Lebensregeln: „Andere könnten mich ablehnen oder verletzen – daher bleibe ich lieber auf Abstand. Ich habe nicht das Recht, mich zu wehren. Ich muss mich extrem anstrengen und immer perfekte Leistungen bringen, sonst habe ich kein Existenzrecht. Ich darf keine Fehler machen, sonst falle ich negativ auf und die anderen lehnen mich ab."

Aufrechterhaltung von niedrigem Selbstwert

Wie anhand des Beispiels von Frau P. bereits vermutet werden kann, geraten Menschen immer wieder in Situationen, in denen sie ihre Lebensregeln nicht einhalten können oder in denen sie zumindest befürchten müssen, sie zu brechen. Dazu werden im unteren Teil des Fennell-Modells zwei verschiedene *Teufelskreise* formuliert, die die Aufrechterhaltung des niedrigen Selbstwerts beschreiben: der selbstkritische Kreislauf und der Angst-Kreislauf.

Selbstkritischer Kreislauf

Der *selbstkritische Kreislauf* wird aktiviert, wenn Lebensregeln tatsächlich gebrochen werden. Dies kann z.B. geschehen, wenn durch Krankheit oder äußere Umstände die selbst auferlegte Leistungsnorm nicht mehr eingehalten werden kann. Dann entstehen depressive Stimmung und andere depressive Symptome, die auch kognitive Beeinträchtigungen, wie Grübeln und dysfunktionale Gedanken beinhalten. Entsprechend dem bekannten Depressions-Teufelskreis führt dies z.B. zu Rückzug, der wiederum die Depression verstärkt. Durch dysfunktionale Denk- und Verhaltensweisen wird so auch wieder die Bottom Line aktiviert und für sich als richtig anerkannt.

Beispiel: Frau P. – Selbstkritischer Kreislauf

Frau P. muss bei der Arbeit aufgrund der Erkrankung eines Kollegen über Wochen weit mehr als ihr übliches Pensum bewältigen. Dies ist trotz Überstunden nicht in der gewohnten Qualität ihrer Arbeitsleistung zu schaffen. Diese Trigger-Situation bricht ihre Lebensregel „Ich muss immer perfekte Leistung bringen, sonst ..." und aktiviert ihre Bottom Line „Ich bin nicht gut genug". Sie kritisiert sich massiv selbst: „Alle verlassen sich auf dich und nicht mal das schaffst du, du bist einfach zu langsam!" (selbstkritisches Denken). Sie stellt daraufhin alle außerberuflichen Aktivitäten ein und arbeitet auch am Wochenende durch, kontrolliert gleichzeitig die Leistung ihrer Mitarbeiter, da ihr unter diesen Umständen nicht auch noch ein Fehler unterlaufen soll (maladaptives Verhalten). Sie wird zunehmend erschöpfter, ihre Stimmung niedergedrückter, sie hat Schwierigkeiten, sich zu konzentrieren entwickelt Schlafstörungen, die sich wiederum negativ auf ihre Leistungsfähigkeit auswirken (Bestätigung der Bottom Line).

Angst-Kreislauf

Der *Angst-Kreislauf* wird in Situationen aktiviert, wenn eine Verletzung der individuellen Lebensregeln befürchtet wird, z. B. wenn soziale Kontexte aufgesucht werden müssen, in denen eine befürchtete negative Bewertung auftreten könnte. Diese Befürchtungen werden aktiviert und dadurch häufiger und salienter. Dadurch wird zum einen die Angst vor dem Eintreten der Befürchtung weiter verstärkt und zum anderen treten zusätzlich maladaptive Verhaltensweisen auf, wie z. B. Vermeidungs- und Sicherheitsverhaltensweisen. Auch diese Denk- und Verhaltensweisen aktivieren die Bottom Line und verstärken diese.

Beispiel: Frau P. – Angst-Kreislauf

Frau P. begleitet ihren Ehemann auf dessen dringende Bitte hin auf eine Abendveranstaltung, bei der sie niemanden kennt. Dies stellt eine Trigger-Situation dar, bei der die Regel „Andere könnten mich ablehnen oder verletzen, daher bleibe ich lieber auf Abstand" gebrochen werden könnte, denn Frau P. kann nicht komplett auf Abstand bleiben. Ihre Bottom Line „Ich bin nicht liebenswert" wird aktiviert. Sie erwartet: „Bestimmt finden mich alle langweilig und unsympathisch. Niemand wird sich für mich interessieren!" (negative Vorhersage). Sie stellt sich während einer kleinen Gesprächsrunde beim Stehempfang etwas abseits und bringt sich nicht von sich aus ein, sondern antwortet lediglich auf Fragen, auch meidet sie den Blickkontakt mit anderen (maladaptives Verhalten). Ihre Gesprächspartner verlieren das Interesse. Frau P. fühlt sich sichtlich unwohl und verlässt die Veranstaltung recht früh unter einem Vorwand (maladaptives Verhalten), was ihr Mann ihr später vorwirft. Sie findet ihre Bottom Line „Ich bin nicht liebenswert" bestätigt.

In den jeweiligen aufrechterhaltenden Kreisläufen finden sich die Symptome wieder, mit denen eine Patientin in der Therapie vorstellig wird: Depressivität, Hoffnungslosigkeit, Ängste, Unsicherheit, Anspannung, Selbstkritik sowie die dazugehörigen Denk- und Verhaltensweisen, die den meisten Therapeutinnen aus störungsspezifischen Teufelskreisen bekannt sein dürften.

Durch die sich selbst verstärkende Dynamik der Teufelskreise kommt es wie im Beispiel von Frau P. letztlich immer wieder zu einer Bestätigung der Bottom Line, sodass Selbstwertprobleme chronifizieren oder sich in Abhängigkeit von Stressoren und Triggern verschlechtern. Neben den von Fennell spezifizierten ängstlichen und depressiven Teufelskreisen können Therapeutin und Patientin an dieser Stelle auch alternative, individuelle Variationen dieser Kreisläufe erarbeiten, die in Gang kommen, wenn negative Grundüberzeugungen zum eigenen Selbst aktiviert werden und beispielsweise angeberische, arrogante oder aggressive Verhaltensweisen enthalten. Nach Fennell unterscheiden sich Menschen dahingehend, wie mächtig und überzeugend ihre Bottom Line für sie ist und wie generalisiert sie aktiviert wird. Bestehen mehr Distanz und Zweifel, weil auch auf alternative Inhalte und Erfahrungen zurückgegriffen werden kann, können therapeutische Interventionen naturgemäß leichter Veränderung bewirken.

Gesamtbewertung des Modells

In der Gesamtbewertung des Modells ist zunächst zu sagen, dass es das umfassendste Modell ist, das bislang vorgelegt wurde. Das Modell hat eine hohe Plausibilität und ist leicht nachzuvollziehen. Es überzeugt damit, sowohl prädisponierende als auch aufrechterhaltende Faktoren zu integrieren und erfüllt somit wichtige Anforderungen an die Komplexität eines Modells. Des Weiteren ist ein Vorteil des Modells, dass unmittelbar Interventionen abgeleitet werden können. Die nachgewiesene Wirksamkeit der entsprechenden Interventionen für eine Verbesserung des Selbstwerts stellt zwar per se keinen starken Beleg für die Gültigkeit des Modells dar. Dennoch ist das Vorhandensein gut evaluierter, auf das Modell bezogener Interventionen eine klare Stärke dieses Ansatzes.

Kritisch anzumerken ist das Fehlen von symptombezogenen Modellannahmen jenseits von Angst und Depression. Die symptombezogenen Teufelskreise lassen sich vermutlich nicht nur auf die entsprechenden Diagnosen beziehen, sondern auch auf ängstliche und depressive Denk- und Verhaltensmuster bei anderen Störungen. Für aggressive, arrogante oder narzisstische Symptommuster sollte das Modell jedoch um einen dritten Teufelskreis ergänzt werden. Weiterhin bleiben die genauen Prozesse innerhalb der Teufelskreise etwas unspezifisch: So werden beispielsweise im Depressions-Teufelskreis „Depression“ und „selbstkritisches Denken“ als getrennte Elemente des Teufelskreises aufgeführt. Genauso plausibel wäre es jedoch, das selbstkritische Denken als Teil der Depression zu konzeptualisieren.

Merke

Das Modell nach Fennell ist sowohl für wissenschaftliche als auch therapeutische Zwecke eine sehr gute Arbeitsgrundlage.

1.4 Befunde zu Selbstwert

Auf der Ebene einzelner Bereiche findet sich eine große Bandbreite von Variablen, für die Bezüge zu Selbstwert hergestellt wurden:

- Bereich Ausbildung und Berufstätigkeit (z.B. Lernerfolge oder positive Rückmeldungen von Kolleginnen),
- Bereich soziale Beziehungen (z.B. das Erleben von Geborgenheit in Beziehungen oder das Ausleben von Sexualität),
- Bereich Freizeitverhalten (z.B. Erfolge im Rahmen eines Hobbys oder die Verantwortung für andere zu übernehmen), sowie
- Bereich der innerpsychischen Prozesse (z.B. Religiosität oder eine Grundhaltung der Selbstakzeptanz).

Die Zusammenhänge dieser Variablen mit Selbstwert erscheinen unmittelbar plausibel. Drei Dinge sind jedoch zu beachten: Erstens ist oft nicht eindeutig zu klären, in welche Richtung der Zusammenhang besteht. Es könnte also sein, dass z.B. ein hohes Ausmaß an Religiosität zu einem höheren Selbstwert führt, oder umgekehrt, dass Personen mit einem höheren Selbstwert offener dafür sind, sich für Religiosität zu öffnen. Zweitens wäre auch ein bidirektionaler Zusammenhang möglich, bei dem die Variablen sich gegenseitig beeinflussen. Drittens könnte es Moderator- oder Mediatorvariablen geben, die den Zusammenhang entscheidend beeinflussen. Bei der Interpretation einfacher korrelativer Zusammenhänge ist also Vorsicht geboten.

1.4.1 Geschlechterunterschiede

Selbstwert und Geschlecht

Studien konnten fast durchweg geschlechtsspezifische Unterschiede in der Höhe des Selbstwerts zeigen, wobei Frauen einen niedrigeren Selbstwert aufweisen als Männer. Eine ältere Metaanalyse bezog Studien zwischen 2009 und 2013 ein und konnte zeigen, dass sich in über 1100 Studien ein robuster Geschlechtsunterschied zugunsten männlicher Personen nachweisen lässt (Zuckerman, Li & Hall, 2016). Der Unterschied wird ab dem späten Jugendalter wieder kleiner.

1.4.2 Entwicklungspsychologische Befunde

Selbstwert über die Lebensspanne

Eine Vielzahl von Studien befasst sich mit dem Ausmaß und der Veränderung von Selbstwert über verschiedene Entwicklungsphasen hinweg.

Ulrich Orth, der sich seit Jahren mit Veränderungen von Selbstwert über die Lebensspanne befasst, und seine Arbeitsgruppe legten 2018 eine metaanalytische Auswertung vor (Orth, Erol & Luciano, 2018): Bei diesem Vorhaben wurden die Veränderungen im Selbstwert auf die Veränderung in einem Jahr standardisiert, sodass die Ergebnisse von Studien vergleichbar werden, die unterschiedlich lange Lebensabschnitte in unterschiedlich alten Stichproben mit unterschiedlichen Messinstrumenten untersuchten. Insgesamt konnten so 331 Stichproben mit insgesamt fast 165.000 Personen in die Auswertung einbezogen werden. Die jüngsten Probandinnen waren zum Zeitpunkt der ersten Messung vier Jahre, die ältesten bei der letzten Messung 94 Jahre, sodass insgesamt ein enorm großer Altersbereich abgedeckt wurde. Der Altersmittelwert lag allerdings insgesamt bei etwas mehr als 20 Jahren, sodass die Ergebnisse für die jüngeren Jahrgänge vermutlich robuster ausfallen. In mehr als 60 % der Studien wurde die Rosenberg-Selbstwertskala (RSES; Rosenberg, 1965; vgl. Kapitel 3.2.1) als Maß für den globalen Selbstwert zur Erfassung eingesetzt.

Die Auswertungen zeigen, dass der Selbstwert über fast alle Altersperioden hinweg ansteigt. Abnahmen des Selbstwerts zeigten sich lediglich im Jugendalter sowie ab dem 70. Lebensjahr. Die stärksten Anstiege finden sich in der frühen Kindheit (4. bis 6. Lebensjahr), im Jugend- und jungen Erwachsenenalter (15. bis 29. Lebensjahr). Die stärkste Abnahme des Selbstwerts fanden die Forscher für das höchste Lebensalter, hier das 90. bis 94. Lebensjahr. Sie konnten so eine Selbstwert-Verlaufskurve für die gesamte Lebensdauer erstellen (vgl. Abbildung 3).

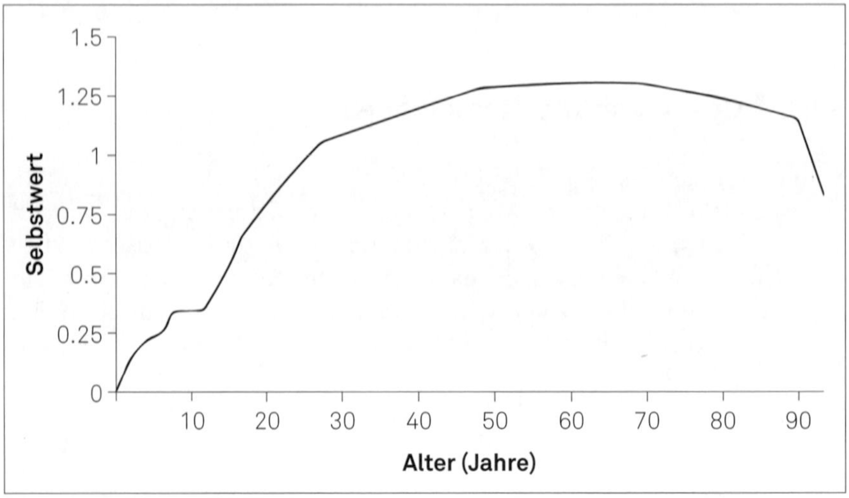

Abbildung 3: Veränderung des Selbstwerts zwischen 4 und 94 Jahren (Orth, Erol & Luciano, 2018)

Dieses Verlaufsmuster schien relativ unabhängig von der Geburtskohorte sowie dem Geschlecht zu sein.

1.4.3 Selbstwert und kritische Lebensereignisse

Kritische Lebensereignisse

In einer Vielzahl von Studien mit unterschiedlichen Stichproben und Herangehensweisen konnte gezeigt werden, dass ein hoher Selbstwert vor einem negativen Effekt durch negative Lebensereignisse schützt, bzw. dass Personen mit einem niedrigen Selbstwert bei negativen Lebensereignissen beispielsweise stärker mit Depressivität reagieren. Manche Studien können zeigen, dass dieser Effekt möglicherweise durch andere Variablen vermittelt wird. So haben Personen mit hohem Selbstwert oft bessere Copingstrategien und eine größere Zuversicht hinsichtlich ihrer positiven Fähigkeiten. Häufig wurden in diesen Studien die Reaktionen auf negative Alltagsereignisse untersucht.

Auch für Lebensereignisse mit höherem Impact, wie z. B. Scheidung, Pensionierung oder Krebserkrankungen, wurden negative Effekte auf den Selbstwert gezeigt.

Es gibt jedoch auch Evidenz, dass Lebensereignisse zu einer Stärkung des Selbstwerts führen. Dies konnte für positive Lebensereignisse, wie z. B. Geburt eines Kindes oder Großelternschaft, gezeigt werden.

Einen Überblick über die Veränderung des Selbstwerts nach Lebensereignissen geben Mangelsdorf, Eid und Luhmann (2019). Sie trugen eine Vielzahl von Studien zusammen, die quer- und längsschnittlich positive und negative Einflüsse von positiven und negativen Ereignissen untersuchten. Selbstwert war dabei die am häufigsten untersuchte Variable. Mangelsdorf et al. zeigten, dass vor allem nach positiven, aber in geringerem Ausmaß auch nach negativen oder ambivalenten Lebensereignissen eine Zunahme an Selbstwert zu verzeichnen war.

1.4.4 Selbstwert und Körperhaltung

Körperhaltung

Ein relativ neuer Forschungszweig untersucht den Einfluss von Körperhaltung auf den Selbstwert. Dabei werden die sogenannten „high power poses“ untersucht, also Körperhaltungen, die mit Macht und Dominanz assoziiert sind. Beispiele für high power poses sind aufrechtes Stehen mit den Händen auf den Hüften oder das Vorlehnen über den Tisch in einem Gespräch. „Low power poses“ wären demgegenüber eingesunkene Stehpositionen oder das Sitzen mit verschränkten Armen und gesenktem Kopf. Während sich die Verbindung von „high power poses“ mit physiologischen Parametern (z. B. Testosteron), spezifischen Verhaltensweisen oder Beobachterurteilen nicht zuverlässig nachweisen ließ, sind die Zusammenhänge zwischen „high power poses“ und Selbstbeurteilungsvariablen offenbar stabiler. Körner, Petersen und Schütz (2021) konnten in einer Reihe von Experimenten zeigen, dass

„high power poses“ den aktuellen Selbstwert steigern, während „low power poses“ ihn erniedrigen.

Fazit

Selbstwert weist einen Geschlechterunterschied zugunsten von Männern auf. Er steigt über die Lebensspanne hinweg meist an, verändert sich aber auch bezogen auf Lebensereignisse. Auch Körperhaltungen können den aktuellen Selbstwert verändern.

2 Selbstwertprobleme und psychische Störungen

2.1 Modelle zum Zusammenhang zwischen Selbstwertproblemen und psychopathologischen Auffälligkeiten

Im folgenden Kapitel gehen wir auf die zeitlichen und funktionalen Zusammenhänge zwischen Selbstwert und psychischen Störungen ein.

2.1.1 Vulnerabilitätsmodell

Vulnerabilitätsmodell

Das Vulnerabilitätsmodell (z. B. Zeigler-Hill & Wallace, 2012) nimmt an, dass ein niedriger Selbstwert ein Vulnerabilitätsfaktor für eine psychische Störung ist. Im Sinne eines Zwei-Faktoren-Modells ist dies besonders der Fall, wenn zusätzlich zur Vulnerabilität noch Stressoren hinzukommen, wie z. B. negative Lebenserfahrungen.

2.1.2 Narben-Modell

Narben-Modell

Im Gegensatz zum Vulnerabilitätsmodell postuliert das Narbenmodell (z. B. Zeigler-Hill, 2011) den umgekehrten Zusammenhang: Niedriger Selbstwert ist nicht der Vorläufer bzw. Risikofaktor für eine psychische Störung, sondern dessen Folge: Durch die psychische Störung werden intrapsychische Ressourcen über die Maße beansprucht und führen so zu einem erniedrigten Selbstwert.

Letztlich schließen sich das Vulnerabilitätsmodell und das Narbenmodell nicht gegenseitig aus. Es ist denkbar, dass sich die Prozesse sogar gegenseitig verstärken und somit den ungünstigen Einfluss auf das Individuum erhöhen. Ebenso wäre denkbar, dass für verschiedene psychische Störungen oder verschiedene Ausprägungen der Symptome jeweils unterschiedliche, charakteristische Muster bestehen. Für den Behandlungskontext sind daher individuelle Konstellationen bedeutsam, die dann in die jeweilige Fallkonzeption eingehen.

2.1.3 Selbstwert und psychische Störungen in der Fallkonzeption

In Erweiterung des Vulnerabilitäts- und Narbenmodells wollen wir, u.a. in Anlehnung an Fennell und Jenkins (2004), vier Konstellationen zur Rolle von Selbstwertproblemen in der Psychotherapie unterscheiden:

1. Die Selbstwertproblematik ist Teil der psychischen Störung.
2. Die Selbstwertproblematik ist prädisponierender Faktor für die psychische Störung.
3. Die Selbstwertproblematik ist Folge der psychischen Störung.
4. Die Selbstwertproblematik stellt sich als Barriere für Veränderung heraus.

Die Selbstwertproblematik ist Teil der psychischen Störung

In manchen Fällen tritt die Selbstwertproblematik als Teil der Symptomatik auf, vor der Entwicklung war der Selbstwert in einem gesunden Bereich. In diesem Fall ist es ausreichend, die Behandlung auf die Symptomatik der Störung auszurichten, in der Regel sind keine zusätzlichen selbstwertbezogenen Interventionen notwendig, da davon ausgegangen werden kann, dass sich mit Remission der Störung auch die Selbstwertproblematik zurückbildet. Das folgende Beispiel stellt einen solchen Verlauf dar:

Beispiel: Frau S.

Frau S., 38 Jahre, Abteilungsleiterin in einer Behörde und Mutter zweier Kinder, entwickelt im Zusammenhang mit einer monatelangen beruflichen Überlastungssituation eine mittelgradige depressive Episode. Ihr wächst die Arbeit immer mehr über den Kopf, sie kann sich nicht konzentrieren und fühlt sich unzulänglich und minderwertig. Sie glaubt, eine schlechte Mutter zu sein, weil sie kaum Freude empfindet, wenn sie mit ihren Kindern zusammen ist, und macht sich deshalb schwere Vorwürfe. Ihr Selbstvertrauen und Selbstwertgefühl sinken rapide. Frau S. macht eine ambulante kognitive Verhaltenstherapie, die den Aufbau von Aktivitäten, die Identifikation und Modifikation von Grundüberzeugungen (z.B. in Bezug auf ihren Leistungsanspruch) und das Trainieren einiger sozialer Kompetenzen (z.B. sich abgrenzen, Wünsche formulieren) beinhaltet. Nach Beendigung der Therapie ist die depressive Symptomatik voll remittiert und auch das Selbstwertgefühl von Frau S. hat sich wieder erholt.

Die Selbstwertproblematik ist prädisponierender Faktor für die psychische Störung

In anderen Fällen ist die Selbstwertproblematik schon vor dem Auftreten der störungswertigen Symptomatik vorhanden und hat die Entwicklung der Störung damit begünstigt, wie im folgenden Beispiel deutlich wird:

Beispiel: Herr A.

Herr A., ein 27-jähriger Einzelhandelskaufmann, sucht aufgrund depressiver Beschwerden therapeutische Hilfe. Im Rahmen der Behandlung wird außerdem eine soziale Phobie diagnostiziert. Unsicher fühlt er sich vor allem gegenüber Frauen, die er attraktiv findet. Er ist dann stark von Zweifeln bezüglich seiner eigenen Attraktivität eingenommen und wendet eine Reihe von Strategien an, um sich bei Gesprächen oder Treffen sicherer zu fühlen. In der weiteren Exploration wird deutlich, dass er schon immer eher schüchtern war und sich auch in Freundschaften tendenziell immer als „der Unterlegene“ gefühlt hat. Es fällt ihm generell schwer, Bedürfnisse bei sich wahrzunehmen und erst recht, diese gegenüber anderen zu äußern, ebenso wie Lob anzunehmen. Er hat oft den Eindruck, dass andere Menschen nette Dinge oft nur sagen, weil es „eben dazugehört“, er aber eigentlich keine lobenswerte Leistung erbracht habe. Im Verlauf der Behandlung kann herausgearbeitet werden, dass Herr A. von sich denkt, dass er „niemandem etwas zu bieten“ hat und dass er nur durch Bestleistungen überhaupt hoffen kann, bei anderen gut anzukommen.

In der Therapie sollte es also zunächst darum gehen, die psychischen Störungen, die eine Patientin in die Therapie führten, zu behandeln, im Falle von Herrn A. die Depression und die Soziale Phobie. Spätestens im Rahmen einer Rückfallprophylaxe sollte jedoch die Selbstwertproblematik gezielt adressiert werden, da nur so eine nachhaltige Reduktion der Symptomatik erreicht werden kann. Da dies bei lange bestehenden Selbstwertproblemen durchaus ein zäher Prozess ohne rasche Erfolge ist, ist es zentral, die Patientin in diese Planung miteinzubeziehen und dafür zu motivieren.

Die Selbstwertproblematik ist Folge der psychischen Störung

Psychische Störungen verursachen Leiden und Beeinträchtigung – und dies kann sich auch in einer Reduktion des Selbstwertgefühls zeigen. So kann eine

Agoraphobie beispielsweise zu einer massiven Reduktion der Bewegungsfreiheit führen, die wiederum dazu führt, dass Patientinnen auf die Unterstützung anderer angewiesen sind. Dadurch können das Selbstwirksamkeitserleben und das Selbstvertrauen sinken.

Beispiel: Frau R.

Die 34-jährige Frau R. stellt sich mit Ängsten vor. Diese begannen vor zwei Jahren, als sie auf einem Flug mit Turbulenzen starke panikartige Ängste erlebte. Innerhalb von wenigen Wochen kam es im Alltag zu einem Teufelskreis aus erhöhter Anspannung, vermehrter Angst und zunehmendem Vermeidungsverhalten. Zum Zeitpunkt der Vorstellung in der Ambulanz kann sie öffentliche Verkehrsmittel nur noch in Begleitung nutzen und nicht mehr allein in der Wohnung sein. Das Angewiesensein auf Unterstützung ihres Umfelds macht ihr sehr zu schaffen, da sie vor den Ängsten immer sehr auf ihre Selbstständigkeit bedacht war und sich als lebensfrohe, starke Frau erlebte. Sie hat nun das Gefühl „nur noch eine Belastung" für andere zu sein, die „nichts zu bieten" hat.

Einen weiteren Fall dieser Konstellation stellen chronische psychische und psychosomatische Erkrankungen dar, bei denen es wenig Hoffnung auf Remission gibt, und die mit bleibenden, z.T. massiven Einschränkungen des Funktionsniveaus verbunden sind, wie z.B. chronisch verlaufende psychotische Störungen oder chronische Schmerzsyndrome.

In vielen Fällen dieser Konstellation zieht die Behandlung der primären psychischen Störung automatisch eine Verbesserung des Selbstwerts nach sich, z.B. bei Phobien. Bei chronischen psychischen Störungen mit anhaltenden Beeinträchtigungen ist es jedoch sinnvoll, die Anpassung des Selbstwerts an die dauerhafte Veränderung gezielt zu thematisieren. Zwei Pilotstudien (Hall & Tarrier, 2003; van der Stouwe, Geraets, Rutgers & Veling, 2021) zeigen, dass auch in dieser Patientengruppe der Selbstwert gut veränderbar ist und dass die Effekte auch nach Ende der Intervention anhalten.

Die Selbstwertproblematik stellt sich als Barriere für Veränderung heraus

In manchen Fällen wird eine Selbstwertproblematik erst sichtbar, wenn im Verlauf der Behandlung Veränderungen initiiert werden und dann deutlich wird, dass selbstwertbezogene Barrieren der Umsetzung der gewählten Strategien im Weg stehen. Patientinnen formulieren dann z.B., dass sie es nicht wert sind oder nicht verdienen, besser für sich zu sorgen oder mehr Lebensfreude zu empfinden. Sie verzeihen sich Fehler oder subjektive Unzulänglichkeiten in der Behandlung nicht und empfinden Selbstkritik, Scham oder Selbsthass.

Beispiel: Herr K.

Herr K., ein 19-jähriger Schüler mit Zwangsstörung, hat seine Zwangshandlungen im Rahmen einer stationären Therapie zu einem großen Teil reduzieren können und ist wieder in der Lage, die Schule zu besuchen. Er führt die Behandlung der Zwangsstörung in einer ambulanten Therapie fort. In der biografischen Anamnese gab es zunächst keine Hinweise auf eine spezifische Selbstwertproblematik. Gemeinsam planen die Therapeutin und Herr K. eine Exposition mit Reaktionsverhinderung, die Herr K. erstmals unbegleitet umsetzen soll. Der Patient nimmt sich vor, im anstehenden Mathetest aktiv den Zwangsgedanken „Wenn ich die Ziffer ‚5' schreibe, stirbt meine kleine Schwester" zu denken, ohne zu neutralisieren. An dem fraglichen Schultag meldet sich Herr K. krank und vermeidet so die Übung. In der nächsten Therapiesitzung fällt auf, dass Herr K. sich übermäßig kritisiert und abwertet („Ich bin so scheiße, ich bin ein Versager, ein Feigling, ich hätte das machen müssen"). Die Therapeutin erfährt auf Nachfrage, dass Herr K. zu Hause vor Wut auf sich selbst sogar seinen Kopf gegen die Wand geschlagen hat. Dies sei schon öfter vorgekommen. Sie verändert nun ihre Behandlungsplanung, da sie davon ausgeht, dass die übermäßige Selbstkritik und der überhöhte Anspruch von Herrn K. an sich selbst („Wenn ich nicht alles schaffe, was ich mir vornehme, bin ich ein Nichts") einer nachhaltigen Behandlung der Zwänge im Wege stehen. Sie passt daher zunächst die Schwierigkeit der Übungssituationen an und achtet darauf, dass Herr K. vor allem für ihn gut umsetzbare Übungen auswählt. Darüber hinaus thematisiert sie mit Herrn K. die Art und Weise, wie er mit sich selbst und seinen Fehlern umgeht, und führt einige Interventionen zur Förderung der Selbstakzeptanz und des wohlwollenden Umgangs mit sich selbst durch (vgl. Kapitel 4.3).

Implikationen für die Fallkonzeptualisierung und den Behandlungsplan

Fallkonzeptualisierung, Behandlungsplan

Die oben vorgestellten Konstellationen sind leider weder eindeutig und leicht diagnostizierbar noch exklusiv. Wir halten es jedoch dennoch für sinnvoll, sich zu fragen, wie Selbstwertprobleme und psychische Störungen zusammenhängen, um dies in die Fallkonzeptualisierung und damit den Behandlungsplan aufzunehmen. Fennell (2004) stellt für die Behandlung depressiver Patientinnen mit Selbstwertproblemen ein Kontinuums-Modell auf, in dem sie Variablen aufführt, die für eine schwierigere und längere Behandlung sprechen. In Anlehnung an dieses Modell, um eigene Ideen ergänzt, empfehlen wir folgende Aspekte zu eruieren und in die eigenen Überlegungen zum Fallkonzept einzubeziehen:

- *Zeitlicher Ablauf:* Bestanden die Selbstwertprobleme bereits vor der Entstehung der psychischen Störung oder traten die Selbstwertprobleme erst in Folge der Einschränkungen der psychischen Störungen auf? → Je nach berichtetem zeitlichem Zusammenhang können entsprechende Hypothesen zu funktionalen Zusammenhängen weiterverfolgt werden.
- *Begrenztheit bzw. Ausgedehntheit der Symptomatik:* Betrifft die Selbstwertproblematik nur einzelne Lebensbereiche und wenige Situationen? → Dann kann der Fokus stärker auf der Primärsymptomatik liegen.
- *Vorhandene Gegengewichte im Selbstbild:* Gibt es auch Anteile der Person, die negativen Selbstwertanteile ausbalancieren? Wie bewusst werden diese wahrgenommen? → Diese Ressourcen können falls nötig bewusst gemacht werden und dann genutzt werden.
- *Vorhandene Gegengewichte in anderen Bereichen:* Gibt es Lebensbereiche, in denen die Person viel funktionales Denken und Handeln zeigt? Gibt es gut ausgeprägte soziale und interpersonelle Fertigkeiten? → Vorhandene Ressourcen können genutzt werden.
- *Distanzierungsfähigkeit:* Kann die Person sich von negativen selbstwertbezogenen Gedanken und Schemata distanzieren oder sind diese sehr ichsynton? → Falls nötig muss erst intensiv an der Distanzierung gearbeitet werden, bevor eine Veränderung der Denk- und Verhaltensweisen angegangen werden kann.

2.2 Selbstwert und psychische Störungen

Selbstwert und Psychopathologie

In der Literatur werden immer wieder Störungen genannt, die besonders eng mit einem niedrigen oder labilen Selbstwert assoziiert seien. Die Nennungen sind nicht immer konsistent bei den unterschiedlichen Autorinnen. Drei Störungen bzw. Störungsgruppen werden jedoch besonders häufig genannt:

- Depression,
- Essstörungen, besonders Anorexia nervosa und Bulimia nervosa,
- Persönlichkeitsstörungen, vor allem die Borderline-Persönlichkeitsstörung, die Ängstlich-vermeidende Persönlichkeitsstörung und die Narzisstische Persönlichkeitsstörung.

Seltener benannt, aber in Studien mit einem erniedrigten Selbstwert verbunden, wurden unter anderem

- Angststörungen,
- Cyberchondrie, d.h. die extensive Online-Suche nach gesundheitsbezogenen Themen, als Unterform der Hypochondrie,
- körperdysmorphe Störung,
- weitere Persönlichkeitsstörungen, z.B. die abhängige Persönlichkeitsstörung,
- Posttraumatische Belastungsstörung,

- psychotische Störungen,
- sexuelle Funktionsstörungen.

Im Folgenden wollen wir einige ausgewählte Bereiche psychischer Störungen herausgreifen, für die besonders viele Befunde zum Thema Selbstwert vorliegen: Depression, Essstörungen und ausgewählte Persönlichkeitsstörungen.

2.2.1 Depressionen

Depressive Störungen

Die Verbindung von Depressivität und verringertem Selbstwert kann als der bestuntersuchte Bereich innerhalb des Themas Selbstwert und Psychopathologie gelten.

Eine große Zahl von Studien zeigt eine enge Verbindung zwischen depressiver Symptomatik bzw. depressiven Störungen und einem verminderten Selbstwert. Die Metaanalyse von Sowislo und Orth (2013) bezog zur Frage des Zusammenhangs zwischen Depressivität und verringertem Selbstwert 77 prospektive Studien ein. Sowislo und Orth konnten für den Zusammenhang zwischen Depressivität und Selbstwert einen hohen negativen Zusammenhang von $r = -.57$ nachweisen. In ihren Analysen wird deutlich, dass im Sinne des Vulnerabilitätsmodells (vgl. Kapitel 2.1.1) ein verminderter Selbstwert einer erhöhten Depression vorausgeht. Für angstbezogene Störungen besteht dieser Zusammenhang nicht. Zu beachten ist allerdings, dass die überwiegende Mehrzahl der Studien in dieser Metaanalyse keine klinischen Stichproben nutzte, sich die Aussage somit zunächst nur auf Depressivität, nicht aber auf klinische Depression bezieht.

Da ein verringerter Selbstwert eines der Kriterien für die Diagnose einer depressiven Episode ist, ist ein enger Zusammenhang zwischen Depressivität und verringertem Selbstwert zu erwarten. Zwei Studien konnten allerdings zeigen, dass auch dann eine substanzielle Korrelation zwischen einer depressiven Symptomatik und niedrigem Selbstwert besteht, wenn die selbstwertbezogenen Items aus einem Depressionsfragebogen herausgenommen werden. Dies spricht dafür, dass der Zusammenhang nicht nur über das Kriterium des erniedrigten Selbstwerts an sich vermittelt wird. Einige Studien können außerdem eine direkte Verbindung zwischen der Schwere der depressiven Symptomatik und dem Ausmaß der Selbstwertminderung zeigen.

2.2.2 Essstörungen

Essstörungen

Ein geringes Selbstwertgefühl wurde bereits in den frühen Konzeptualisierungen einer Essstörung als ein zentrales klinisches Merkmal benannt (Bruch, 1962). Stice (2002) benennt in seiner Übersichtsarbeit einen niedrigen

Selbstwert als Risikofaktor für die Entwicklung einer Essstörung. Dabei gehen seine Überlegungen davon aus, dass der niedrige Selbstwert in Kombination mit zwei weiteren Faktoren sein negatives Potenzial entfaltet, nämlich stark ausgeprägtem Perfektionismus und niedriger Zufriedenheit mit dem eigenen Körper. Auch die Rolle als Risikofaktor wird diskutiert, wobei die Evidenz dafür nicht eindeutig scheint: In vielen Studien ist die zeitliche Abfolge nicht zweifelsfrei zu klären, ebenso wie die Spezifität dieses Risikofaktors.

Auch wenn die Frage des Risikostatus noch nicht abschließend geklärt ist, besteht doch große Einigkeit, dass das Thema Selbstwert einen festen Platz in der Behandlung von Essstörungen haben sollte. Entsprechend enthalten viele Behandlungsmanuale und -ansätze Module zur Erhöhung des Selbstwerts und auch präventive Ansätze fokussieren auf den Selbstwert.

2.2.3 Persönlichkeitsstörungen

In Anlehnung an Korrelboom, Marissen und van Assendelft (2011) greifen wir die drei Persönlichkeitsstörungen heraus, in denen der Selbstwert einen großen Stellenwert bei der Beschreibung des klinischen Bildes einnimmt: die narzisstische Persönlichkeitsstörung, die emotional-instabile Persönlichkeitsstörung vom Borderline-Typus sowie die ängstlich-vermeidende Persönlichkeitsstörung.

Narzisstische Persönlichkeitsstörung

Narzisstische Persönlichkeitsstörung

Lange galten Patientinnen mit einer narzisstischen Persönlichkeitsstörung als Personen mit überhöhtem Selbstwert. Erst in den letzten Jahren wurde diese Störung in Verbindung mit Selbstwertproblematik konzeptualisiert. Menschen mit einer narzisstischen Persönlichkeitsstörung weisen eher einen stark schwankenden Selbstwert auf. Es wird angenommen, dass der Selbstwert nach außen hoch, aber nach innen niedrig sei. Die Unterscheidung zwischen dem Selbstwert nach außen bzw. innen wird oft experimentalpsychologisch als Differenz zwischen dem expliziten und impliziten Selbstwert konzeptualisiert (vgl. Seite 6).

Expliziter, impliziter Selbstwert

Narzissmus in nicht klinischem Ausmaß korreliert relativ stabil mit einem hohen expliziten Selbstwert. In klinischen Studien ist die Befundlage jedoch uneinheitlicher: Einige Studien finden in Gruppen mit psychischen Störungen eine positive Korrelation zwischen Narzissmus und explizitem Selbstwert, andere Studien eine negative Korrelation. Dabei wurden jedoch nicht ausdrücklich Personen mit einer narzisstischen Persönlichkeitsstörung untersucht. Andere Autorinnen nehmen dagegen einen erhöhten impliziten Selbstwert an. In der Relation zwischen explizitem und implizitem Selbstwert wird die Kombination zwischen hohem explizitem und niedrigem impliziten Selbstwert als fragiler Selbstwert beschrieben; die Kombination von niedrigem explizitem und hohem impliziten Selbstwert als beschädigter Selbstwert (vgl. auch Seite 6).

Vater et al. (2013) untersuchten 51 Patientinnen und Patienten mit der Diagnose einer Narzisstischen Persönlichkeitsstörung (NPS) und maßen sowohl den expliziten als auch den impliziten Selbstwert. Als Vergleichsgruppen wurden 26 Patientinnen und Patienten mit einer Borderline-Persönlichkeitsstörung (BPS), aber ohne NPS, sowie 44 Personen ohne Diagnose einer Persönlichkeitsstörung einbezogen. Beim Vergleich der Werte des expliziten Selbstwerts zeigte sich, dass die Personen mit einer NPS signifikant niedrigere Ausprägungen aufwiesen als Gesunde, aber höhere Werte im Vergleich zu Personen mit einer BPS. Der implizite Selbstwert der Personen mit NPS war höher als in der BPS-Gruppe, aber niedriger als in der Gruppe der gesunden Vergleichspersonen. Innerhalb der NPS-Gruppe waren die Werte für den impliziten und expliziten Selbstwert wenig korreliert. Während die Höhe bzw. Erniedrigung des expliziten Selbstwerts die Ausprägung an Depressivität und Symptomschwere vorhersagte, wurde das Ausmaß der narzisstischen Symptomatik durch den impliziten Selbstwert sowie durch das Ausmaß der Diskrepanz zwischen implizitem und explizitem Selbstwert vorhergesagt. Das Modell narzisstischer Patientinnen, die nach außen großen, aber nach innen kleinen Selbstwert aufweisen, kann aufgrund dieser Daten also nicht bestätigt werden. Mögliche Einflussfaktoren sind die Dauer der Störung, der Entschluss, eine Psychotherapie aufzusuchen, sowie das Scheitern der bisherigen Lebensführung.

Borderline-Persönlichkeitsstörung

Borderline-Störung

In der Studie von Vater et al. (2013) zeigten Personen mit einer Borderline-Persönlichkeitsstörung (BPS) sogar noch deutlich geringere Ausprägungen des expliziten Selbstwerts. Der Befund, dass Personen mit einer BPS einen sehr niedrigen Selbstwert aufweisen, konnte vielfach nachgewiesen werden. Auch im Vergleich zu anderen Störungsgruppen (z.B. Soziale Angststörung, Depression) scheint der Selbstwert noch niedriger auszufallen.

Der Selbstwert bei Personen mit BPS ist durch starke Schwankungen gekennzeichnet. Das Ausmaß der BPS-Symptomatik hängt dabei mit dem Ausmaß der Instabilität des Selbstwerts direkt zusammen. Weiterhin wurde deutlich, dass alltägliche interaktionelle Schwierigkeiten einen direkten Einfluss auf den Selbstwert haben. Die Instabilität des Selbstwerts scheint auch nach einer Remission der BPS erhalten zu bleiben.

Ängstlich-vermeidende Persönlichkeitsstörung

Ängstlich-vermeidende Persönlichkeitsstörung

Die ängstlich-vermeidende Persönlichkeitsstörung enthält als eines der spezifischen Kriterien die „Überzeugung, selbst sozial unbeholfen, unattraktiv oder minderwertig im Vergleich mit anderen zu sein“. Es ist also anzunehmen, dass diese Patientengruppe bei Messungen des Selbstwerts ausgeprägt niedrige Werte aufweist, was empirisch nachgewiesen werden konnte. Der Selbstwert von Patientinnen mit ängstlich-vermeidender Persönlichkeitsstörung war sogar noch niedriger als der von Patientinnen mit Borderline-Persönlichkeitsstörung. In einer Studie, in der der Selbstwert anhand von Beobachtungen in einer therapeutischen Situation erfasst wurde, zeigte sich jedoch auch für diese Patientengruppe eine gewisse Schwankungsbreite, also ein instabiler Selbstwert. Das Ausmaß der Instabilität war positiv korreliert mit dem Ausmaß der Besserung der Symptomatik am Ende der Behandlung.

3 Indikation und Diagnostik

3.1 Indikation

Keine Kontraindikationen

Selbstwertbezogene Interventionen haben ein sehr breites Indikationsspektrum. Sie können immer dann eingesetzt werden, wenn es Hinweise auf eine Selbstwertproblematik gibt. Da Selbstwertprobleme bei allen psychischen Störungen auftreten können, gibt es auf der Ebene der Diagnosen demnach keine Ausschlüsse bzw. keine Kontraindikationen. Allerdings liegen für viele Störungen und Störungsgruppen nur wenige oder gar keine Wirksamkeitsstudien vor, sodass störungsspezifische Indikationen limitiert sind. Für Depression existieren viele Wirksamkeitsnachweise für selbstwertbezogene Interventionen, für Essstörungen, Persönlichkeitsstörungen und Psychosen zumindest einige. Bei Psychosen scheint die Wirksamkeit selbstwertbezogener Interventionen möglicherweise etwas geringer auszufallen als bei anderen Störungen (vgl. auch Kapitel 5).

Manche Patientinnen fürchten, dass sie durch die Arbeit an einem besseren Selbstwert zu egozentrisch und selbstbezogen werden. Diese Befürchtung lässt sich durch eine Aufklärung über die Ziele und das Vorgehen bei selbstwertbezogenen Interventionen jedoch gut entkräften (vgl. z. B. Seite 43 ff.).

Stellenwert im Fallkonzept

Es gibt Hinweise, dass Personen mit einer stark ausgeprägten Symptomatik von einer ausschließlich auf den Selbstwert bezogenen Intervention weniger profitieren. Die spannendste Frage bei der Nutzung selbstwertbezogener Interventionen in der Psychotherapie dürfte also sein, welchen Stellenwert diese Interventionen im Gesamtkonzept der Behandlung haben.

Zunächst werden selbstwertbezogene Interventionen häufig als angenehm erlebt und sind nicht mit einem hohen Aufwand verbunden, z. B. im Vergleich zu Konfrontationsübungen. Ein Schaden ist direkt durch den Einsatz dieser Interventionen also nicht zu erwarten. Da Psychotherapie zeitbegrenzt ist, könnte die Gefahr beim Einsatz selbstwertbezogener Interventionen vielmehr darin bestehen, dass für andere, störungsspezifische und möglicherweise wirksamere Interventionen keine Zeit mehr ist.

Wir empfehlen daher, zunächst die für eine Störung in der jeweiligen Leitlinie genannten Interventionen anzuwenden. Selbstwertbezogene Interventionen werden dann typischerweise in den letzten Phasen der Behandlung eingesetzt, in denen überdauernde Risikofaktoren für das Auftreten psychischer Störungen bearbeitet werden.

Eine andere Herangehensweise lässt sich aus einer störungsübergreifenden transdiagnostischen Sichtweise ableiten: Wenn bei einer Person mehrere Störungen vorliegen, die mit einem verminderten Selbstwert einhergehen, könnte die Nutzung selbstwertbezogener Interventionen dazu dienen, besonders effizient Leiden zu lindern. Für das Aufgeben störungsspezifischer zugunsten transdiagnostischer Interventionen liegen jedoch aus unserer Sicht derzeit nicht genügend Hinweise für eine Überlegenheit dieses Vorgehens vor (vgl. auch Kapitel 5.2).

3.2 Fragebögen

Selbstbeurteilungsverfahren

Zur Erfassung von Selbstwert sowie verwandter Konstrukte existiert eine Vielzahl von Selbstbeurteilungsinstrumenten (Fragebögen). Eine Übersicht findet sich bei Donnellan, Trzesniewski und Robins (2015). Wir beschränken uns hier auf zwei Verfahren, die für den deutschen Sprachraum verfügbar und gut evaluiert sind:

Mit Abstand am häufigsten verwendet wird die sogenannte Rosenberg-Skala (Rosenberg Self-Esteem Scale, RSES; Rosenberg, 1965). Donnellan et al. (2015) zeigen, dass diese Skala in fast 50 Prozent der Studien zum Thema Selbstwert eingesetzt wird. Sie gilt somit als das zentrale Messinstrument für Selbstwert. Für den deutschen Sprachraum steht weiterhin die Multidimensionale Selbstwertskala zur Verfügung (MSWS; Schütz, Rentzsch & Sellin, 2016).

Selbsteinschätzungen im Internet

Im Internet existieren darüber hinaus Selbsteinschätzungsfragebögen für interessierte Nutzerinnen. Für diese Verfahren liegen jedoch keine Angaben zu den psychometrischen Eigenschaften vor. Bei einem dieser Verfahren sind beispielsweise alle Items negativ formuliert, was Antworttendenzen begünstigt. Falls Patientinnen sich auf solche Tests beziehen, sollte daher geprüft werden, ob es sich um ein wirkliches Testverfahren im psychologischen Sinne handelt, bei dem theoriegeleitet Items ausgewählt und dessen Reliabilität und Validität überprüft und für gegeben beurteilt wurden, oder ob es sich um eine Zusammenstellung von Aussagen ohne diesen Anspruch handelt.

3.2.1 Rosenberg Self-Esteem Scale (RSES)

Die RSES wurde erstmals von Rosenberg in seinem Buch „Society and the Adolescent Self-Image“ vorgestellt (Rosenberg, 1965). Heute muten einige der dort vorgestellten Ideen und Analysen unangemessen an, wie z.B. der Vergleich des Selbstwerts zwischen katholischen, evangelischen und jüdischen Personen. Angesichts der weiten Verbreitung des Instruments wirkt auch die Darstellung der Entwicklung und der Überprüfung der psychometrischen Eigenschaften aus heutiger Sicht etwas „hemdsärmelig“: So werden die Items als gegeben postuliert, eine Auswahl aus einem Itempool anhand psychometrischer Eigenschaften der Items erfolgte nicht. Erste Validitätshinweise bestehen darin, dass Krankenschwestern einschätzen, ob eine gesunde Probandin depressiv wirke. Eine hohe Korrelation dieses Eindrucks mit einer niedrigen Selbstwertausprägung wird als Hinweis auf die Validität des Verfahrens gewertet. Nichtsdestotrotz können eine Reihe späterer Studien gute psychometrische Eigenschaften des Instruments zeigen.

Items der RSES

Für den deutschen Sprachraum legten Ferring und Filipp (1996) eine deutsche Übersetzung vor. Von Collani und Herzberg (2003) unterzogen diese Übersetzung einer erneuten Überprüfung der psychometrischen Eigenschaften und schlugen eine Revision vor, bei der ein Item umformuliert wurde (vgl. Kasten). RSES

Items der revidierten deutschsprachigen Skala zum Selbstwertgefühl von Rosenberg (von Collani & Herzberg, 2003, S. 7)

- Alles in allem bin ich mit mir selbst zufrieden.
- Hin und wieder denke ich, dass ich gar nichts tauge.
- Ich besitze eine Reihe guter Eigenschaften.
- Ich kann vieles genauso gut wie die meisten anderen Menschen auch.
- Ich fürchte, es gibt nicht viel, worauf ich stolz sein kann.
- Ich fühle mich von Zeit zu Zeit richtig nutzlos.
- Ich halte mich für einen wertvollen Menschen, jedenfalls bin ich nicht weniger wertvoll als andere auch.
- Ich wünschte, ich könnte vor mir selbst mehr Achtung haben.
- Alles in allem neige ich dazu, mich für einen Versager zu halten.
- Ich habe eine positive Einstellung zu mir selbst gefunden.

Für jede dieser Aussagen wird im englischsprachigen Original auf einer vierstufigen Skala der Grad der Zustimmung angegeben („strongly agree“, „agree“, „disagree“, „strongly disagree“). Durch das Fehlen einer neutralen Mitte handelt es sich um eine Forced-Choice-Entscheidung. In manchen Studien werden allerdings auch fünf- oder sechsstufige Antwortformate eingesetzt, was dann die Vergleichbarkeit der Ergebnisse erschwert.

Für die Auswertung wird ein Summenwert gebildet, negativ formulierte Items werden vor der Bildung eines Summenwerts umkodiert. Einige Studien nutzen jedoch auch den Mittelwert der Skala als Variable zur Messung von Selbstwert. In einigen Studien werden für die vierstufige Skale die Stufen mit 0 bis 3, in anderen mit 1 bis 4 Punkten abgebildet; es werden jedoch auch andere Formate verwendet. Beim Vergleich der konkreten Punktwerte aus unterschiedlichen Studien muss daher genau geprüft werden, welche Antwortskala in der jeweiligen Studie verwendet wurde.

Psychometrische Eigenschaften

Psychometrische Eigenschaften

Für die englische Version fand eine Reihe von Studien eine hohe interne Konsistenz (geschätzt mit Cronbachs Alpha) von mindestens .80 und eine zufriedenstellende Retest-Reliabilität. Analysen der Validität zeigen angemessen hohe Übereinstimmungen mit verwandten Konstrukten, wie z. B. Depressivität. Unklare Befunde gibt es zur zugrunde liegenden Faktorstruktur: Während Rosenberg das Messinstrument als globales Messinstrument konzipiert hat, was eine Ein-Faktor-Lösung impliziert, ergeben spätere Studien Messmodelle mit drei oder fünf Faktoren oder Strukturen mit Faktoren auf unterschiedlichen Ebenen.

Für die deutsche Version berichten von Collani und Herzberg (2003) gute bis sehr gute Kennwerte für die interne Konsistenz ($\alpha \geq .84$) und klare Hinweise auf eine einfaktorielle Struktur. Die Arbeit von Roth, Decker, Herzberg und Brähler (2008), die eine weit größere Stichprobe nutzte (fast 5000 Erwachsene) fand jedoch Belege für eine zweifaktorielle Struktur des Verfahrens, bei der positiv und negativ formulierte Items auf jeweils einem Faktor luden. Eine große Studie mit fast 17.000 Probandinnen aus über 50 Ländern konnte die einfaktorielle Struktur des Instruments klar belegen und zeigen, dass sie kulturübergreifend stabil ist (Schmitt & Allik, 2005).

Eine weitere postulierte Struktur der RSES ist die Unterteilung in Kompetenz und Akzeptanz (z. B. Tafarodi & Milne, 2002). Die Facette Kompetenz bezeichnet die Selbstzuschreibung von Fähigkeiten und Fertigkeiten, die Facette der Selbstakzeptanz, wie sehr eine Person sich und ihre Eigenschaften mag. Auch diese Struktur konnte in der eben genannten internationalen Studie repliziert werden und zeigte sich entsprechend der Erwartungen als kulturell stabil (Schmitt & Allik, 2005).

Normen und Vergleichswerte

Fehlende Normierung

Roth et al. (2008) legen eine Arbeit vor, die durch die Anwendung in einer großen Stichprobe von fast 5000 Erwachsenen Normen für die deutsche Version der RSES zur Verfügung stellen soll. Leider wurde für diese Studie das Antwortformat vom ursprünglich vierstufigen auf ein sechsstufiges Format geändert, sodass die Ergebnisse aus dieser Studie mit den Studien, die die Originalversion des Fragebogens nutzen, nicht verglichen werden können.

Veränderungssensitivität

Die Originalarbeit von Rosenberg (1965) nimmt keinen Bezug zur Frage der Änderungssensitivität des Messinstruments. Als zu messendes Konstrukt wird eine globale Selbsteinschätzung erfragt und die Items sind ohne Zeitbezug formuliert. Dies erschwert die Messung von Veränderungen über die Zeit hinweg. Dennoch setzt eine Vielzahl von Interventionsstudien die RSES als Messinstrument ein und findet auch signifikante Veränderungen durch eine Intervention (z. B. Gallagher et al., 2021).

Kurzversionen der RSES

Trotz der bereits geringen Itemzahl wurde die RSES weiter verkürzt. So existieren eine 5-Item-Version (Monteiro, Coelho, Hanel, de Medeiros & da Silva, 2021) sowie eine 1-Item-Variante (Robins, Hendin & Trzesniewski, 2001; Brailovskaia & Margraf, 2020). In der 1-Item-Variante soll angegeben werden, in welchem Ausmaß man der Aussage „Ich habe einen hohen Selbstwert" zustimmt. Eine Reihe von Studien zeigte hohe Zusammenhänge zwischen der 1-Item-Version und der Vollversion der RSES zu einer Reihe externer Konstrukte.

3.2.2 Multidimensionale Selbstwertskala (MSWS)

Die Multidimensionale Selbstwertskala (Schütz, Rentzsch & Sellin, 2016) baut wie der Name bereits nahelegt auf einem Facettenmodell des Selbstwerts auf, genauer auf einem hierarchischen Selbstwertmodell mit mehreren Unterfaktoren. Die MSWS ist die Adaptation und Überarbeitung eines englischsprachigen Verfahrens, der *Multidimensional Self-Concept Scale* (MSCS; Fleming & Courtney, 1984). MSWS

Items und Subskalen

Die MSWS umfasst 32 Items in sechs Subskalen, von denen jeweils zwei einen übergeordneten Faktor repräsentieren (vgl. Tabelle 2).

Tabelle 2: Subskalen und Beispielitems der MSWS

Subskala	Übergeordneter Faktor	Item-zahl	Beispielitems
Sicherheit im Kontakt	Sozialer Selbstwert	5	Empfinden Sie Angst oder Beklemmung, wenn Sie alleine einen Raum betreten, in dem schon andere Leute sind, die sich unterhalten?
Umgang mit Kritik	Sozialer Selbstwert	5	Wie sehr machen Sie sich Gedanken darüber, ob andere Leute Sie als Versager ansehen?
Physische Attraktivität	Körperbezogener Selbstwert	5	Wie häufig wünschen Sie sich, besser auszusehen?
Sportlichkeit	Körperbezogener Selbstwert	5	Wie nervös werden Sie, wenn Ihnen andere beim Sport zuschauen?
Emotionaler Selbstwert	–	7	Haben Sie eine positive Einstellung zu sich selbst?
Leistungsbezogener Selbstwert	–	5	Wie häufig haben Sie das Gefühl, dass Sie anspruchsvollen Aufgaben nicht gewachsen sind?

Für jede Aussage soll auf einer 7-stufigen Skala von „nie" bis „immer" angegeben werden, wie sehr die Aussage auf die jeweilige Person zutrifft. Für die Auswertung werden negativ formulierte Items umgepolt und dann die Subskalenwerte berechnet. Für die beiden übergeordneten Faktoren werden ebenfalls Summenwerte aus den sie beinhaltenden Subskalen berechnet.

Psychometrische Eigenschaften

Psychometrische Eigenschaften

Die interne Konsistenz für die sechs Subskalen sowie die zwei übergeordneten Faktoren variiert zwischen .76 und .90 und ist somit als befriedigend bis sehr gut zu bezeichnen. Die Retest-Reliabilität über einen Zeitraum von zwei Jahren zeigt Koeffizienten zwischen .69 und .85, sodass die Autorinnen davon ausgehen, dass der Selbstwert als stabiles Konstrukt mit der MSWS gemessen werden kann.

Die postulierte Faktorenstruktur des Instruments mit sechs Subskalen und zwei übergeordneten Faktoren konnte mithilfe konfirmatorischer Faktorenanalysen belegt werden. Für die konvergente und divergente Validität wurde eine Reihe von Korrelationen mit Instrumenten mit ähnlichem bzw. unähnlichem Messanspruch berechnet, die insgesamt auf eine gute Validität des Instruments hinweisen (Schütz, Rentzsch & Sellin, 2016).

Normen und Vergleichswerte

Normen verfügbar

Das Testhandbuch der MSWS gibt nach Alter und Geschlecht getrennte Normen für alle Subskalen an, sodass mithilfe eines T-Werts und einer Angabe des Prozentrangs eine Einordnung des individuellen Werts in die Normstichprobe gesunder Erwachsener (N=636) möglich ist. Normwerte für Menschen mit psychischen Störungen liegen nicht vor, jedoch werden Vergleichswerte von Patientengruppen einer stationären Rehabilitationsklinik genannt (N=114), geteilt in die Gruppen Depression, Angst, Essstörungen und einer Restgruppe für Patientinnen und Patienten mit mehreren dieser Störungen oder anderen Problembildern.

Kurzversionen der MSWS

Für die MSWS liegen eine Kurzversion mit 24 Items sowie eine ultrakurze Version mit 12 Items vor (Rentzsch, Erz & Schütz, 2021). Beide Kurzversionen weisen gute Reliabilität, faktorielle Validität und ähnliche Zusammenhänge mit konstruktnahen und konstruktfernen Messinstrumenten auf.

3.3 Gesprächsbasierte Techniken

Fremdbeurteilungsverfahren fehlen

Es existiert unseres Wissens kein Interview-Verfahren, in dem mithilfe von vorgegebenen Fragen oder Leitfragen das Ausmaß des Selbstwertgefühls standardisiert erhoben werden könnte.

3.4 Indirekte Messtechniken

Um Verfälschungstendenzen, Antworttendenzen oder Probleme mangelnder Introspektionsfähigkeit und weitere Probleme von Fragebogentechniken zu umgehen, nutzen manche Studien indirekte oder implizite Messverfahren, z. B. den Impliziten Assoziationstest (IAT; vgl. Seite 6). Während indirekte Messtechniken die Modellannahmen zu Selbstwert um eine wertvolle Komponente bereichert haben, sind sie für die klinische Praxis aufgrund des hohen technischen Aufwands und Auswertungsaufwands meist nicht umsetzbar.

3.5 Bewertung und Empfehlung

Einen Goldstandard zur Messung von Selbstwert im psychotherapeutischen Kontext gibt es derzeit nicht. Die zwei dargestellten Fragebogenverfahren verfügen beide über grundsätzlich überzeugende Zuverlässigkeit und Gültigkeit. Die Rosenberg-Skala überzeugt durch ihre kurze Bearbeitungszeit und leichte Auswertbarkeit, misst jedoch nur den globalen Selbstwert. Es liegen keine Normen für Patientengruppen vor. Die multidimensionale Selbstwertskala erlaubt eine differenzierte Messung des bereichsspezifischen Selbstwerts. Für den klinischen Alltag ist sie jedoch relativ kompliziert auszuwerten. Auch hier liegen keine klinischen Normen vor.

4 Interventionen und praktische Behandlungsempfehlungen

Selbstwertprobleme treten in ambulanten Psychotherapien sehr häufig auf. Manche Autorinnen schätzen sogar, dass sie „mit ca. 80 % die mit Abstand häufigste Form emotionaler Probleme darstellen" (Stavemann, Scholz & Scholz, 2020, S. 43). Dennoch existierten kaum selbstwertorientierte und evaluierte Therapiemanuale. Erst in jüngerer Zeit hat sich dies geändert. Therapeutinnen gehen auch heute noch häufig davon aus, dass sich Selbstwertprobleme – die für sich genommen keine psychische Störung sind – von selbst bessern, wenn andere Beschwerden, etwa Ängste oder Depression, behandelt werden. Wie in Kapitel 2.1.3 dargestellt, mag diese Annahme für einen Teil der Patientinnen mit Selbstwertproblemen korrekt sein, jedoch nicht für alle. Wie dann therapeutisch vorgegangen werden kann, soll dieses Kapitel überblicksartig zeigen.

Palette unterschiedlicher Interventionen

Eine Besonderheit der selbstwertorientierten Psychotherapie möchten wir zuvor anhand eines Bildes verdeutlichen: Für viele psychische Störungen gibt es spezifische Behandlungsanleitungen, beim Selbstwert hingegen eine äußerst breite Palette unterschiedlicher Interventionen, mit denen gearbeitet werden kann. Diese gleicht einer bunt gefüllten Vorratskammer. Aufgabe der Therapeutin ist es, der Patientin beim Kochen eines schmackhaften Mahls zu helfen – aber es existiert kein Patentrezept.

Kein Patentrezept

Jede Patientin benötigt andere Zutaten aus der therapeutischen Vorratskammer, also andere therapeutische Interventionen. Auch für die Reihenfolge, in der die Zutaten verarbeitet werden, können – anders als bei vielen psychischen Störungen – keine allgemeingültigen Regeln aufgestellt werden (mit wenigen Ausnahmen, siehe etwa den kognitiven Therapieansatz von Fennell, 1997, 2016; vgl. Kapitel 4.2.6).

Und es wird noch herausfordernder: Einige Zutaten besitzt die Patientin bereits. Sie sind ihr gleichsam in den Schoß gefallen, als sie in ganz anderer Sache unterwegs war. Hiermit meinen wir Effekte, die einige therapeutische Interventionen auf den Selbstwert haben können, ohne dies zu intendieren. Als positive „Nebenwirkung" anderer Verfahren, etwa eines Trainings der Emotionsregulation bei emotional-instabiler Persönlichkeitsstörung oder einer Expositionsübung bei Agoraphobie, kann sich auch der Selbstwert verändern, sich das Selbstwertproblem im besten Falle sogar komplett zurückbilden. Die Erfahrung, eine emotional fordernde Situation bewältigen zu können, reduziert in der Folge nicht nur das Sicherheits- und Vermeidungsverhalten – sie erhöht auch die Selbstwirksamkeit und das Selbstvertrauen. Der selbstwertorientierten Therapeutin bleibt dann nur noch die (wichtige!) Rolle, auf diese Zutat aufmerksam zu machen, die Relevanz dieser Erfahrung für den Selbstwert zu markieren und ggf. veränderte Kognitionen herauszuarbeiten. Tabelle 3 veranschaulicht in einem Stufenmodell, mit welch unterschiedlicher Intensität und Intentionalität Interventionen auf den Selbstwert bezogen sein können.

Tabelle 3: Systematik für beispielhafte psychotherapeutische Interventionen und deren Bezug zum Selbstwert

Förderung eines gesunden Selbstwerts …	… nicht intendiert	… als „Nebenwirkung“ anderer Interventionen	… mittels transdiagnostischer Interventionen, die sich auch auf Selbstwert beziehen lassen	… mittels exklusiver, selbstwertbezogener Interventionen
Beispiele	• Psychoedukation zu verschiedenen psychischen Störungen • Angehörigengespräche	• Exposition in vivo oder sensu • Kognitive Umstrukturierung dysfunktionaler Überzeugungen (nicht selbstwertbezogen) • Erlernen und Anwenden von Stresstoleranz-Skills zur Emotionsregulation	• Psychoedukation (selbstwertbezogen) • Achtsamkeit (selbstwertbezogen) • Kognitive Umstrukturierung (selbstwertbezogen) • Verhaltensexperimente (selbstwertbezogen)	• Etablierung eines „wohlwollenden Begleiters“ • Förderung einer ausgewogenen Sichtweise bzgl. der eigenen Person • Förderung der Selbstfürsorge

Wir stellen im Folgenden einige wichtige Zutaten der „Selbstwert-Vorratskammer“ therapeutischer Interventionen vor. Aufgrund der bunten Vielfalt mussten wir eine Auswahl treffen und haben uns an der Häufigkeit des Einsatzes in der Praxis und falls vorhanden dem Vorliegen von Wirksamkeitsnachweisen orientiert. Dabei sind wir bewusst auf der Ebene einzelner, praxisnaher Interventionen geblieben (z. B. Förderung der Selbstfürsorge) und haben übergeordnete Strömungen und Richtungen außer Acht gelassen, sind also beispielsweise nicht der Frage nachgegangen, ob und wie Selbstwert in der Schematherapie oder der Akzeptanz- und Commitment-Therapie (ACT) adressiert wird. Wir verzichten auch auf die Darstellung inhaltlich mit Selbstwert „verwandter" Interventionen, die an anderer Stelle bereits detailliert beschrieben werden (z. B. Aufbau sozialer Kompetenz, Aufbau von Selbstregulation und Selbstkontrolle). Um den Überblick zu erleichtern, haben wir unsere Unterscheidung bezüglich der Intensität und Intentionalität von Verfahren an der Tabelle 3 orientiert: Interventionen, die eher zu Beginn einer selbstwertorientierten Behandlungsphase zum Tragen kommen, werden in Kapitel 4.1 vorgestellt. Klassische Zutaten, die im transdiagnostischen Sinn bei vielen Diagnosen und Beschwerden, und eben auch Selbstwertproblemen, eingesetzt werden können und den meisten Leserinnen nicht neu sein dürften, finden sich in Kapitel 4.2. In Kapitel 4.3. stellen wir exklusive Zutaten vor, die spezifisch auf die Veränderung des Selbstwerts ausgerichtet sind. Kapitel 4.4 fasst zusammen, wie diese Zutaten auch und besonders im Gruppensetting zur Anwendung kommen können.

4.1 Interventionen zu Beginn der selbstwertorientierten Behandlung

In diesem Kapitel werden sehr unterschiedliche Interventionen vorgestellt, die am Anfang einer selbstwertorientierten Behandlungsphase stehen können. Zunächst gilt es, die Patientin dort abzuholen, wo sie in ihrem Selbstwerterleben Leidensdruck empfindet, grundsätzliche Informationen zu vermitteln oder Missverständnisse aufzuklären (vgl. Kapitel 4.1.1). Eine Bestandsaufnahme des Selbstwerts in verschiedenen Lebensbereichen kann sich anschließen (vgl. Kapitel 4.1.2) und eine erste Differenzierung des Selbstwerts ermöglichen. In Kapitel 4.1.3 verdeutlichen wir, wie die Selbstwertprobleme der Patientin und ihre Bewältigungsstrategien gemeinsam mit ihr konzeptualisiert werden können, um für veränderungsorientierte therapeutische Interventionen zu motivieren.

4.1.1 Psychoedukation und Informationsvermittlung

Ob es der Patientin nun um ihren Selbstwert, ihr Selbstwertgefühl, ihr Selbstbewusstsein oder Selbstvertrauen geht: Unseres Erachtens müssen Therapeutinnen sich in der Praxis nicht damit aufhalten, mit Patientinnen eine wissenschaftlich korrekte Definition zu erarbeiten und zu nutzen. Wie bei anderen Problemen und Beschwerden, mit denen Patientinnen in der Psychotherapie vorstellig werden, ist vielmehr von Bedeutung, diese ganz individuell, zusammen mit der Patientin, auf den verschiedenen Ebenen des Erlebens und Verhaltens nachvollziehen zu können. Die Vermittlung von psychoedukativen Inhalten zum Thema Selbstwert sollte daher idealerweise ausgehend von eigenen Beobachtungen der Patientin oder ihrem unmittelbaren Erleben erfolgen.

Psychoedukation ausgehend vom individuellen Erleben

Eine oder mehrere Verhaltensanalysen (z.B. Ubben, 2017) sind bestens geeignet, das typische Empfinden und Erleben der Patientin „mit der Lupe zu betrachten". Verhaltensanalysen können sowohl für konkrete Situationen erstellt werden, in denen die Patientin ihr Selbstwertgefühl als defizitär erlebt, als auch für solche, in denen sie sich als selbstbewusst oder wertvoll empfindet. Um weiter ins Gespräch über das Thema Selbstwert zu kommen, kann die Patientin u.a. durch folgende Fragen angeregt werden, Beobachtungen zu machen und auszuwerten:

- Wer in Ihrem Freundes- oder Bekanntenkreis ist denn Ihrer Wahrnehmung nach selbstbewusst? Woran merken Sie das? Wie verhält sich diese Person?
- Ist die Person denn immer so oder haben Sie sie auch schon anders erlebt?
- Was glauben Sie, denkt die Person über sich selbst?
- Stellen Sie sich vor, Sie sind Schauspielerin. In Ihrer nächsten Rolle sollen Sie eine selbstbewusste Person/eine Person mit hohem Selbstwert verkörpern. Wie bereiten Sie sich auf die Rolle vor? Wen beobachten Sie? Worauf achten Sie (z.B. Gestik, Mimik, Körperhaltung, Stimme)?
- Beobachten Sie bis zu unserer nächsten Sitzung einmal andere Menschen im Hinblick auf deren Selbstwert! Lassen Sie uns einmal gemeinsam nachdenken, wie Sie das am besten bewerkstelligen können – haben Sie eine Idee? (...) Sie könnten sich zum Beispiel in ein Café setzen und mal schauen, welcher der anderen Gäste ihnen sehr selbstbewusst vorkommt – und warum. Vielleicht machen Sie sich ein paar Notizen?

Ausgangspunkt für Interventionen

Ausgehend von diesen Beobachtungen oder aufgrund anderer Inhalte, die die Patientin im Therapieverlauf einbringt, können zum Beispiel folgende Informationsinhalte psychoedukativ vermittelt werden:

Der Selbstwert zeigt sich auf unterschiedlichen Ebenen des Verhaltens und Erlebens. Es ist ein grundsätzliches Element jeder verhaltenstherapeutisch orientierten Herangehensweise, die Patientin anzuleiten, verschiedene Ebenen des Verhaltens und Erlebens und wechselseitige Einflüsse differenzierter als bisher wahrzunehmen und zu benennen:

Dass Sie einen guten Selbstwert haben, merken Sie z.B. daran, dass Sie etwas denken („Das habe ich gut gemacht") oder dass Sie sich auf eine bestimmte Weise verhalten (Sie nehmen sich Zeit für Ihr Hobby). Oder Sie verbinden damit ein bestimmtes Körpergefühl (z.B. ein angenehmes, warmes Gefühl in der Rumpfgegend), eine bestimmte Körperhaltung (aufrecht, Schultern nach hinten unten) oder Mimik (ein leichtes Lächeln). Sie sehen, der Selbstwert kann auf ganz unterschiedlichen Ebenen deutlich werden, nicht alle Ebenen sind äußerlich sichtbar.

Hierin besteht auch ein wichtiger Ausgangspunkt späterer therapeutischer Interventionen.

Der Selbstwert ist flexibel. Dass der Selbstwert von Situation zu Situation variieren kann, sollte ebenfalls angesprochen werden:

> Sie können sich sowohl an Situationen erinnern, in denen Sie sich wertvoll gefühlt haben, als auch an solche, in denen dies nicht der Fall war. Oder Sie kennen Menschen, die mal sehr selbstbewusst wirken, aber auch nicht immer. Ziel unserer gemeinsamen Arbeit ist es, dass Sie häufiger und anhaltender als bisher Momente erleben, in denen Sie sich wertvoll fühlen. Es ist aber unrealistisch, sich immer und überall wertvoll zu fühlen.

Selbstakzeptanz und Selbstvertrauen sind wichtige Facetten des Selbstwerts. Mit dem Ziel einer Psychoedukation und späteren Konkretisierung der Therapieziele ist es besonders sinnvoll, gemeinsam mit der Patientin den Begriff Selbstwert in Selbstakzeptanz („Wie sehr mag und akzeptiere ich mich? Wie positiv ist das Bild, das ich von mir habe?") und Selbstvertrauen („Was kann ich gut? Welche Stärken und Talente habe ich? Wo bin ich erfolgreich?") aufzuteilen.

Säulen-Modell

Ein noch darüber hinausgehendes Modell findet sich bei Potreck-Rose und Jacob (2003; „Säulen-Modell", vgl. Abbildung 4), auch wenn der Einbezug von sozialer Kompetenz und sozialen Beziehungen über die eigentliche Definition von Selbstwert hinausgeht (vgl. Kapitel 1.1). Dieses Modell kann der Patientin unter Einbezug konkreter Beispiele vermittelt werden, genutzt werden kann dafür das „Arbeitsblatt: Säulen des Selbstwerts" im Anhang (vgl. Seite 140).

Kosten eines übermäßigen Selbstwerts thematisieren

Zu wenig Selbstwert schafft Leid, zu viel Selbstwert ebenfalls. Die meisten Patientinnen haben das Anliegen, ihren Selbstwert zu steigern – je mehr, desto besser, ist oft die Annahme. Gerade Patientinnen mit einem geringen Selbstwert wünschen sich häufig, in jeder vorstellbaren Situation innerlich und äußerlich unerschütterlich zu sein. Dies ist selten realistisch und den Patientinnen aufgrund der Kosten, die ein übermäßiger Selbstwert in zwischenmenschlicher Hinsicht mit sich bringt, auch nicht zu wünschen. Um eine realistische Erwartung an die Therapie zu fördern, können diese Kosten offen thematisiert werden:

> Stellen Sie sich vor, Sie hätten über Nacht Super-Selbstwertkräfte erhalten – immer und in jeder Situation wären Sie jetzt selbstbewusst. Sie würden sich ausschließlich positiv sehen und niemals mehr an Ihren Fähigkeiten zweifeln. Was würde passieren? Wie würde sich Ihr Alltag verändern? Was wäre mit den Menschen, die Ihnen nahestehen?

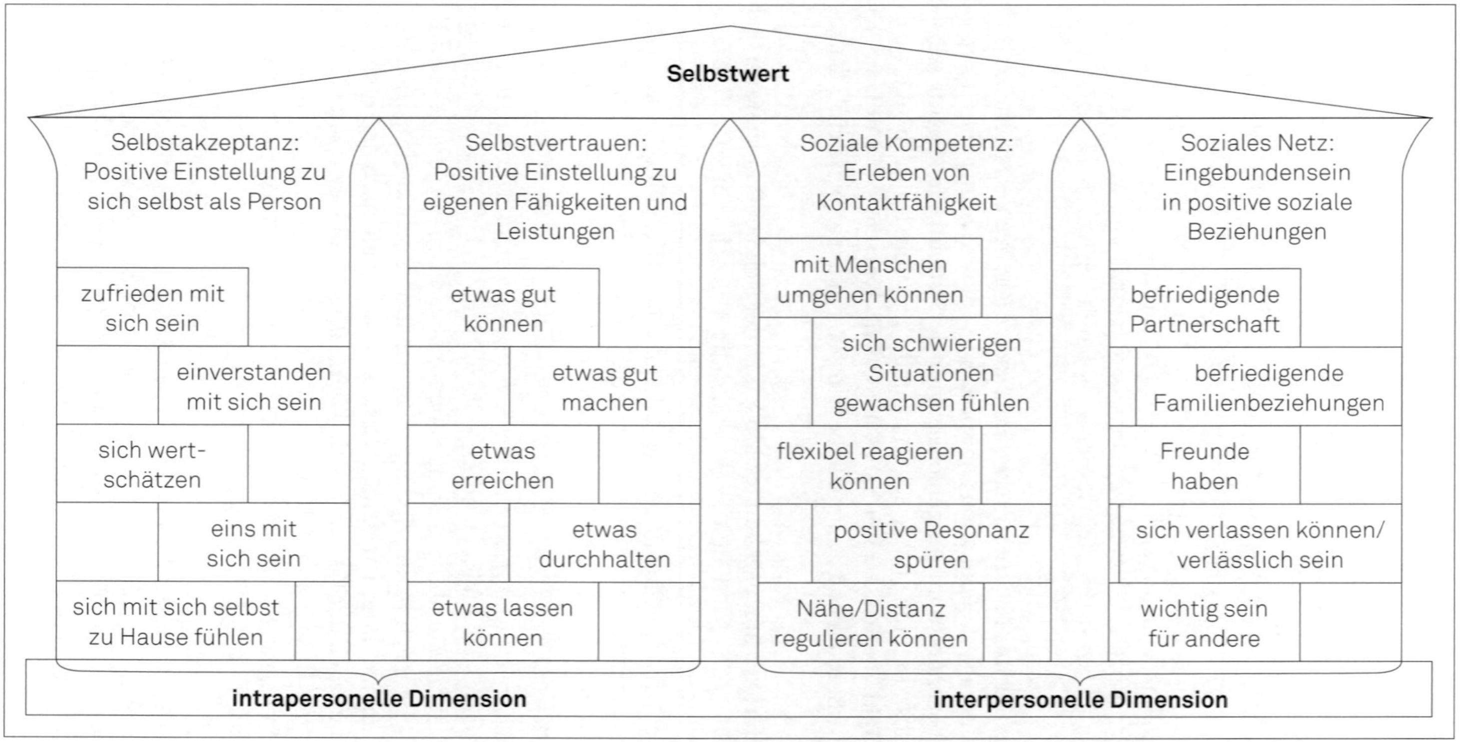

Abbildung 4: Die vier Säulen des Selbstwerts (Potreck-Rose & Jacob, 2003, S. 70). Der Abdruck erfolgt mit Genehmigung von Klett-Cotta © 2003 J.G. Cotta'sche Buchhandlung Nachfolger GmbH, Stuttgart

In der Regel können Patientinnen auf diese Weise die Nachteile eines übermäßigen Selbstwerts erkennen und ihre Erwartungen und Ziele differenzierter formulieren.

Sonderfall: NPS

Patientinnen mit narzisstischen Persönlichkeitsanteilen stellen einen Sonderfall in der selbstwertorientierten Behandlung dar. Die Arbeit am Selbstwert setzt voraus, dass diese ihre Persönlichkeitsanteile zumindest teilweise reflektieren. Ist dies nicht der Fall und kommen Patientinnen mit dem Anliegen, ihren Selbstwert noch weiter zu steigern – sich z.B. anderen gegenüber noch kompromissloser durchzusetzen – gerät die Psychotherapie an eine ethische und moralische Grenze. Im ersten Fall jedoch kann der selbstwertorientierte Therapiefokus äußerst fruchtbar genutzt werden (vgl. Beispiel). Dabei muss beachtet werden, dass bei narzisstischen Patientinnen nicht aufgrund von „zu wenig Selbstwert" ein Leidensdruck und damit Therapieanliegen entsteht, sondern auf andere Weise: Entweder weil die Patientin reflektieren kann, dass bisherige Strategien der Selbstwertsicherung (z.B. überkompensatorisches Verhalten zu Lasten anderer) erkennbar Kosten erzeugen (z.B. kritische Rückmeldungen, Beziehungsabbrüche) oder weil ein überhöhter Selbstwert nicht dauerhaft stabil ist und ins andere Extrem, vielleicht verbunden mit einer depressiven Episode, kippen kann. Wer mit narzisstischen Patientinnen an Selbstwertthemen arbeitet, sollte sich ergänzend mit Interventionen auseinandersetzen, die darauf zielen, die therapeutische Beziehung zu regulieren und interaktionelle Muster zu bearbeiten.

Beispiel: Herr C. – Psychoedukation und Therapieziele bei narzisstischen Persönlichkeitsanteilen

Herr C., 40 Jahre, Ingenieur – bei dem später im Rahmen einer strukturierten Diagnostik eine narzisstisch-histrionische Persönlichkeitsakzentuierung festgestellt werden wird – stellt sich auf dringende Bitte seiner Ehefrau vor. Seit einem Jobwechsel vor einem halben Jahr sei er häufig gestresst und überlastet, alle wollten ständig was von ihm, keinem könne er es recht machen. Gegenüber seiner Frau werde er oft laut und polternd, letztens habe er sie fest am Arm gepackt und ein bisschen geschubst. Er sei im Anschluss selbst erschrocken gewesen und habe sich gleich entschuldigt. Noch in der Probatorik betrachten Therapeutin und Patient diese Situation in einer Verhaltensanalyse. Herr C. erkennt, dass der eigentliche Auslöser für sein Verhalten darin bestand, dass seine Ehefrau die Klärung eines kleinen Konflikts verweigert hatte und ihn anschließend ignorierte. Dies habe bei ihm zu einem unerträglichen und zunächst schwer zu benennenden Gefühl geführt, das in der Therapie den Arbeitstitel „übersehen werden" bekommt. Es sei für ihn geradezu existenziell gewesen, von seiner Ehefrau sofort eine Reaktion zu bekommen, und er habe sich nicht anders zu helfen gewusst, als sehr laut und physisch übergriffig zu werden. Im weiteren Verlauf erkennt Herr C., dass er auf diese

Weise sein eigentliches Bedürfnis, „gesehen zu werden“, nicht nachhaltig erreicht. Er kann auch reflektieren, dass er sich, gerade seit dem letzten Jobwechsel, oft unsicher und klein fühle und dies durch ein lautes Auftreten und Arroganz „verschleiere“. Herr C. einigt sich mit seiner Therapeutin auf verschiedene Therapieziele, darunter auch zu lernen, mit Situationen, in denen er sich „übersehen“ fühlt, anders umzugehen.

Vorerfahrungen erfragen

Neben psychoedukativen Interventionen und einer Förderung der Selbstbeobachtung empfehlen wir zudem, konkret nach Vorerfahrungen mit dem Thema Selbstwert zu fragen. Zu diesem Themenfeld existiert eine mindestens so umfangreiche Ratgeberbibliothek wie zu Depressionen oder Ängsten. Es ist nicht unwahrscheinlich, dass Patientinnen, die mit einem Selbstwertanliegen in die Psychotherapie kommen, bereits eigenständig versucht haben, an ihrem Selbstwert zu arbeiten. Therapeutinnen sollten prüfen, was Patientinnen auf diesem Weg mitgenommen haben und welchen Versprechungen und Erwartungen sie womöglich unterlegen sind.

Ratgeber versprechen rasche Verbesserung

So suggerieren manche Bücher in einem „24-Tage-“ oder „3-Monats-Programm“ eine rasche Besserung des Selbstwerts. Gelingt diese nicht – was gemessen an der Komplexität und Chronizität von Selbstwertproblemen wahrscheinlich ist – fühlt sich eine Patientin in ihrem negativen Selbstbild und mangelndem Selbstvertrauen bestätigt. Viele Ratgeber und Selbsthilfeprogramme haben ausschließlich zum Ziel, *mehr* Selbstwertgefühl zu erlangen und sich und seine Fähigkeiten durchweg positiv zu sehen. Möglicherweise sind in diesem Sinne vorgeprägte Patientinnen wenig motiviert, auch daran zu arbeiten, eigene Schwächen anzunehmen und damit umgehen zu lernen. Problematisch erscheint auch die mitunter verbreitete Aussage, dass alle psychischen Probleme letztlich auf einen mangelnden Selbstwert zurückgehen. Hier muss die Therapeutin ggf. Missverständnisse aufklären und entsprechende (störungsspezifische) Informationen vermitteln. Eine kleine Auswahl empfehlenswerter Ratgeber und Selbsthilfebücher ist im Kapitel 6 aufgeführt.

Merke

Zu Beginn einer selbstwertorientierten Behandlungsphase sollten die diesbezüglichen Anliegen und Erwartungen der Patientin exploriert und im Hinblick auf Nachhaltigkeit und Realisierbarkeit diskutiert werden. Bei der Förderung eines gesunden Selbstwerts in der Psychotherapie geht es immer auch um eine Verbesserung der Selbstakzeptanz – sich so anzunehmen, wie man ist, inklusive der eigenen Schwächen.

4.1.2 Bestandsaufnahme: Der Selbstwert in verschiedenen Lebensbereichen

Patientinnen erleben häufig, dass der Selbstwert in verschiedenen Lebensbereichen – z. B. Arbeit, Freizeit, Freundschaften, Partnerschaft, Elternschaft – unterschiedlich ausgeprägt ist. Es lohnt sich, hierauf am Anfang der selbstwertbezogenen Behandlung detaillierter einzugehen, da auf diese Weise die häufig generalisierten Überzeugungen der Patientin („Ich habe überhaupt keinen Selbstwert") bereits indirekt infrage gestellt werden.

Überzeugung hinterfragen

So kann eine Patientin sich in Bezug auf ihren Beruf nicht viel zutrauen und zugleich feststellen: „Beim Volleyball bin ich eine gute Spielerin und im Verein fühle ich mich wohl." Ein differenzierter Blick auf die verschiedenen Lebensbereiche liefert außerdem oft sehr rasch erste Ideen für konkrete Veränderungen. Es empfiehlt sich, eine Metapher oder ein Bild zu nutzen, um den Einfluss verschiedener Lebensbereiche auf den individuellen Selbstwert der Patientin sichtbar zu machen, z. B. ein Tempel mit unterschiedlich starken Säulen oder ein „Selbstwert-Kuchen" mit kleinen und großen Stücken. Wir illustrieren das Vorgehen im Folgenden beispielhaft anhand der Metapher einer „Selbstwert-Kommode" (Potreck-Rose, 2014), welche auch in dem Modul Selbstwert des Metakognitiven Trainings für Borderline-Patientinnen (B-MKT; Schilling, Köther, Jelinek & Moritz, 2013) Verwendung findet.

„Selbstwert-Kommode"

Verschiedene Quellen des Selbstwerts werden in dieser Metapher als Schubladen einer Kommode gesehen. Wir können unsere Aufmerksamkeit auf unterschiedliche Aspekte unseres Lebens und unseres Selbstwerts richten, indem wir unterschiedliche Schubladen unserer inneren Kommode öffnen. In manche Schubladen schauen wir oft, in andere fast nie, manche Schubladen öffnen sich von selbst, andere müssen wir bewusst und möglicherweise sogar mit einer gezielten Kraftanstrengung öffnen. Aber: Wir alle verfügen über sehr viele unterschiedliche Schubladen wie auch unser Selbstwert in unserem Leben auf unterschiedliche Art und Weise beeinflusst wird und wurde. In den Schubladen sind unterschiedliche Informationen zu bestimmten Themen enthalten, negative, neutrale und auch positive Aussagen und Bewertungen. Selbstverständlich können auch andere Bilder verwendet werden, um eine differenzierte Bestandsaufnahme zu realisieren.

Differenzierung des Selbstwerts

Mit der Metapher lässt sich in einem ersten Schritt eine Kommode der Patientin erarbeiten. Ziel ist, den eigenen Selbstwert differenzierter zu betrachten und mögliche Einflussfaktoren zu reflektieren. Dazu können folgende Fragen gestellt oder als Hausaufgabe mitgegeben werden:

- Über welche Schubladen verfügt Ihre Kommode? Orientieren Sie sich z. B. an typischen Lebensbereichen: Beruf, Freizeit, Partnerschaft, Elternschaft, etc.
- Bei welchen sind die Scharniere „gut geschmiert“, weil Sie sie oft öffnen? Welche sind schwergängig?
- Gibt es Schubladen, die Sie leicht übersehen, die z. B. früher einmal wichtig waren und die Sie jetzt kaum noch benutzen?
- Was ist drin in den Schubladen? Was wirkt sich wie auf Ihren Selbstwert aus: was positiv, was negativ, was neutral bzw. gar nicht?
- Was war früher einmal drin? Was hat sich verändert und – falls ersichtlich – wodurch?

Beispiel: Frau T. – Exploration der Selbstwert-Kommode

Frau T., 50 Jahre, tätig als Lehrerin an einer Grundschule, stellt sich psychotherapeutisch aufgrund eines „Burnouts“ vor. Dazu sei es auch gekommen, weil ihr Schulleiter ihr neben ständigen Vertretungen auch andere zusätzliche Aufgaben aufgebürdet, sich aber wenig wertschätzend gezeigt habe. Er vermeide es, andere Kollegen einzuspannen, denn „mit mir kann man es ja machen“, so Frau T.

Die „Berufsschublade“ von Frau T. sieht so aus:

- *Positiv:* „Ich bin eine sehr gute und kompetente Lehrerin. Die Kinder mögen mich. Mit Konflikten in der Klasse komme ich klar und auch mit einigen schwierigen Eltern.“
- *Neutral:* „Mit meinem Einkommen bin ich einigermaßen zufrieden. Die Arbeitszeiten sind meistens o.k.“
- *Negativ:* „Mein Schulleiter wertschätzt mich nicht ausreichend. Mit meinen Fachbereichskollegen verstehe ich mich schlecht, es gibt häufig Konflikte, weil sie in meinen Augen nicht engagiert genug sind.“

In der Arbeit mit der Selbstwert-Kommode fällt Frau T. zunächst auf, welchen zentralen Wert die Berufsschublade in ihrem Leben einnimmt – es gebe kaum andere Schubladen, die sie in Bezug auf ihren Selbstwert öffne: Einen Partner habe sie nicht, Freundschaften und Hobbys spielten eine sehr untergeordnete Rolle in ihrem Alltag. Der Blick in die Schublade lässt sie ihre Berufstätigkeit wieder differenzierter betrachten und neben der fehlenden Wertschätzung ihres Schulleiters auch die positiven Aspekte und die Freude an ihrem Beruf spüren.

Ideen für Veränderung generieren

An den Entwurf einer Kommode können sich Überlegungen zum Umbau oder einer veränderten Nutzung der Schubladen anschließen, um den Selbstwert der Patientin zu fördern oder zu stabilisieren. Dies kann in der Anfangsphase der selbstwertorientierten Behandlung erfolgen oder zu einem späteren Zeitpunkt (z. B. in Zusammenhang mit dem Thema Selbstfürsorge, vgl. Kapitel 4.3.3).

Folgende Fragen erleichtern die Thematisierung:

- Welche Schublade wollen Sie häufiger öffnen? Was müssten Sie dafür tun? Was wäre ein erster, kleiner Schritt in diese Richtung?
- In welcher Schublade wollen Sie Inhalte ergänzen? Wie könnten Sie das umsetzen? Was wäre ein erster, kleiner Schritt in diese Richtung?
- Könnte es sinnvoll sein, mehr Schubladen zu benutzen? Welche Vor- und Nachteile hätte dies?
- Was hindert Sie daran, etwas zu verändern? Handelt es sich um reale Hindernisse oder innere Barrieren?

Beispiel: Frau T. – Umbau der Selbstwert-Kommode

Frau T. kommt während ihrer Therapie zu dem Schluss, dass ihr auch andere Dinge in ihrem Leben wertvoll und wichtig sind, sie möchte „mehr Schubladen benutzen“. Sie erinnert sich an ein altes Hobby, das ihr früher viel Freude bereitet hat, das Malen. Sie meldet sich zu einem Aquarellkurs an und übt, diesen auch dann regelmäßig zu besuchen, wenn die Vorbereitungen für den nächsten Schultag noch nicht ganz zu ihrer Zufriedenheit abgeschlossen sind.

Probleme bei der Durchführung

Die Übung „Selbstwert-Kommode“ soll zunächst eine differenzierte Sichtweise auf den eigenen Selbstwert und seine Einflussfaktoren fördern. Einigen Patientinnen fällt dies schwer, etwa bei einer sehr ausgeprägten selbstunsicheren oder depressiven Symptomatik – sie verharren in einer von dieser „Brille“ getönten Sichtweise. Ist dies der Fall, so sollten zunächst ganz bewusst ausschließlich positive Schubladen oder Schubladen mit überwiegend positivem Inhalt geöffnet werden. Es ist empfehlenswert, diese in aktivierender Weise zu besprechen (z. B. „Beim Volleyball sind Sie gut und im Verein fühlen Sie sich wohl? Erzählen Sie mir mehr davon! Auf welcher Position spielen Sie? Wann war das letzte Spiel?“).

Positive Inhalte aktivieren

In der Regel führt dies zu einer Stimmungsverbesserung, was im Hinblick auf spätere Interventionen (vgl. Kapitel 4.3.1) markiert werden kann. Um Missverständnissen vorzubeugen: Selbstwertbeeinträchtigende Inhalte sollten nicht ausgespart werden, die Therapeutin greift lediglich stärker in die Reihenfolge ein und fördert eine lebendige Darstellung bei positiven, nicht aber bei negativen Elementen (letztere sind meist ohnehin ausreichend stark aktiviert). Die Übung verführt überdies dazu, stark ins Detail zu gehen: Hier muss darauf geachtet werden, das eigentliche Ziel – einen Überblick zum Selbstwert zu erhalten – nicht aus den Augen zu verlieren.

Bei einem Umbau der Kommode werden Patientinnen möglicherweise zu der Erwartung verleitet, es wäre möglich und vielleicht sogar sinnvoll, bestimmte Schubladen gar nicht mehr zu öffnen oder bestimmte Inhalte herauszunehmen. Thematisieren Sie dies mit der Patientin:

> Ja, natürlich, es wäre schön, wenn Sie gar nicht mehr daran denken müssten, dass Sie entlassen wurden. Haben Sie das denn schon einmal versucht? Welche Erfahrungen haben Sie gemacht? (...) Richtig, das ist auch meine Erfahrung, dass es letztlich nicht funktioniert, bestimmte schmerzhafte Erfahrungen absichtlich auszublenden, zu verdrängen.

Überlegen Sie, wie der Selbstwert auf andere Weise positiv beeinflusst werden kann:

> Was könnte stattdessen hilfreich sein, wenn wir uns Ihre Kommode anschauen? (...) Lassen Sie uns einmal schauen, was sonst noch drin ist, in Ihrer Berufs-Schublade, vor allem, wenn wir nicht nur das letzte halbe Jahr anschauen ...

Oder:

> Es sieht so aus, als sei die Berufs-Schublade in der letzten Zeit wirklich sehr dominant gewesen. Andere Schubladen haben Sie gar nicht mehr aufgemacht, oder? Welche Schublade würden Sie gerne mal wieder öffnen? Und wie könnten Sie das ganz konkret realisieren?

Wie aus der Umsetzung deutlich wird, können sich hier weitere Interventionen anschließen, die z. B. in den Kapiteln 4.2 und 4.3 dargestellt werden.

4.1.3 Individuelle Fallkonzeptualisierung bei Selbstwertproblemen

Wichtige Motivationsgrundlage

Eine individuell plausible Fallkonzeptualisierung oder gar ein „Störungsmodell" für geringen oder fragilen Selbstwert ist in motivationaler Hinsicht eine wichtige Grundlage für die weiterführende Behandlung.

Letztlich ist es unabdingbar, dass Patientinnen selbst Zusammenhänge herstellen zwischen ihrem selbstwertbezogenen Denken und Fühlen und ihren Verhaltensweisen – gerade, wenn sie angeregt werden sollen, letzteres zu verändern. Daher sollte sich eine solche Konzeptualisierung eng am Erleben der Patientin und deren Alltagsbeispielen orientieren. Verhaltensanalysen konkreter Situationen können als Ausgangspunkte dafür dienen, *typische* selbstwertbezogene Kognitionen, Gefühle und Verhaltensweisen zu erarbeiten.

Folgen herausarbeiten

Zentral ist es, mit der Patientin zu erforschen, welche Folgen diese Verhaltensweisen haben – ob über einen kurzfristigen Effekt hinaus Nachteile überwiegen oder gar dysfunktionale Überzeugungen aufrechterhalten werden.

Tabelle 4: Beispiele für individuelle Fallkonzeptualisierungen bei Selbstwertproblemen

Beispiel für Auslöser	Typische Gedanken	Typische Gefühle	Typische Bewältigungsstrategien	Typische „Nebenwirkungen“
Ein Kollege antwortet in der Besprechung nicht auf meine Frage.	• „Ich werde nicht gesehen.“	Ärger	• Vehementes Einfordern einer Reaktion von anderen	• Verschlechterung von Beziehungen • Andere gehen auf Distanz
Ein Kollege antwortet in der Besprechung nicht auf meine Frage.	• „Ich werde nicht gesehen.“ • „Ich bin nichts wert.“	Scham	• Schweigen, sozialer Rückzug	• Verschlechterung von Beziehungen • Beeinträchtigung der eigenen Leistungsfähigkeit durch mangelnde Zusammenarbeit
Ich lerne die Freundin einer Freundin kennen – sie erzählt von ihrem interessanten Hobby.	• „Die anderen sind interessanter als ich.“	Wertlosigkeit	• Sich kritisieren und abwerten • In anderen Lebensbereichen (z. B. berufliche Leistung) Kompensation suchen	• Beeinträchtigung des Wohlbefindens • Depressivität und Erschöpfung
Der Chef spricht ein Lob aus.	• „Ich bin eine Mogelpackung, andere könnten merken, wie unfähig ich in Wirklichkeit bin.“	Scham, Angst	• Sich noch mehr anstrengen, um Erwartungen immer zu erfüllen • Fehler verheimlichen, bei Problemen nicht nachfragen oder Hilfe suchen	• Erschöpfung • Vernachlässigung eigener Bedürfnisse • Berufliche Probleme

Selbstverständlich sollte sich die Therapeutin hier mit eigenen Bewertungen zurückhalten und ein „geleitetes Entdecken“ ermöglichen. Es kann hilfreich sein, von „Nebenwirkungen“ typischer selbstwertbezogener Verhaltensweisen zu sprechen, da Patientinnen negativen Folgen in der Regel nicht intendieren. In Tabelle 4 sind einige Beispiele aufgeführt.

Eine Orientierungshilfe bieten Chmielewski und Hanning (2021), die verschiedenen „Selbstwert-Gefühlen“ typische Kognitionen und Verhaltensweisen zuordnen. Ein Gefühl von Scham geht z. B. mit dem Gedanken „Ich bin peinlich“ und dem Handlungsimpuls von Rückzug oder Vermeidung einher. Ein Gefühl von Hoffnungslosigkeit ist beispielsweise mit dem Gedanken „Ich werde das niemals können“ verbunden, woraufhin Herausforderungen nicht angenommen werden. Ein Gefühl von Wut ist mit dem Gedanken „Das ist eine Unverschämtheit! Ich mache Menschen fertig, die mich kritisieren“ verbunden. In der Folge macht eine wütende Person z. B. überhebliche Äußerungen. In Bezug auf Verhaltensweisen lassen sich drei typische Reaktionsweisen – kämpfen, fliehen und sich unterordnen – auf Selbstwertprobleme übertragen:

Drei typische Reaktionsweisen

- Strategien der *Selbstwerterhöhung* umfassen, besonders oder besser zu sein als andere, mehr zu haben oder einer überlegenen Gruppe anzugehören. Auch andere abzuwerten, um sich selbst aufzuwerten, zählt hierzu.
- Bei Strategien der *Vermeidung von Bewertung* gehen Menschen Situationen aus dem Weg, bei denen es zu Ablehnung oder Misserfolg kommen könnte. Sie bevorzugen, nicht im Mittelpunkt zu stehen und meiden Herausforderungen. Sie verhalten sich unauffällig und halten die eigene Meinung zurück. Auch Ablenkung zählt zu diesen Vermeidungsstrategien.
- Strategien des *Ertragens* umfassen, sich unterzuordnen, zu gehorchen, sich schlecht behandeln zu lassen und in abwertenden Beziehungen auszuharren. Die Betroffenen machen es anderen recht, vernachlässigen sich oder opfern sich auf.

Chmielewski und Hanning (2021) stellen Informationsmaterial für Patientinnen bereit, mittels dessen diese Strategien analysiert und auch im Hinblick auf mögliche Nachteile reflektiert werden können. Dies kann dann unmittelbar zu Interventionen überleiten, in denen solche Denk- und Verhaltensmuster verändert werden (vgl. Kapitel 4.2 und 4.3).

Neben der beschriebenen individuellen Fallkonzeptualisierung existiert auch ein komplexeres Störungsmodell niedrigen Selbstwerts: Das kognitive Modell nach Fennell (1997; 2016). Da es sich um ein vollständiges Therapiekonzept zu Selbstwert handelt, wird das Erarbeiten eines individuellen Modells im Zusammenhang mit dem sich anschließenden therapeutischen Vorgehen in Kapitel 4.2.6 geschildert.

4.2 Transdiagnostische Interventionen zur Förderung eines gesunden Selbstwerts

Es existieren bereits zahlreiche Interventionen, die Therapeutinnen für die selbstwertbezogene Arbeit nutzen können – ohne sie zwangsläufig für dieses Therapieziel neu erlernen zu müssen. Denn die kognitive Verhaltenstherapie weist ein breites Repertoire diagnose-unspezifischer Methoden auf. Im Folgenden wollen wir auf einige davon eingehen und ihre inhaltliche Orientierung auf den Selbstwert hin beschreiben. Umfangreichere Informationen zu Hintergrund, theoretischer Einbettung, Umsetzung und Problemen bei der Durchführung dieser Interventionen sind an anderer Stelle zu finden (s. entsprechende Verweise). Wir beginnen mit grundlegenden Interventionen, wie der Vermittlung von Achtsamkeit (vgl. Kapitel 4.2.1) und der Thematisierung von Werten und Zielen (vgl. Kapitel 4.2.2). Wir fahren fort mit zwei unterschiedlichen Methoden, mit selbstwertrelevanten Gedanken und Gefühlen umzugehen: kognitive Umstrukturierung (vgl. Kapitel 4.2.3) versus Akzeptanz und Defusion (vgl. Kapitel 4.2.4). Und schließlich zeigen wir auf, wie selbstwertrelevante Erinnerungen in der Psychotherapie bearbeitet werden können (vgl. Kapitel 4.2.5).

Am Ende dieses Kapitels wird dann ein vollständiges Therapiekonzept zu niedrigem Selbstwert dargestellt (Fennell, 1997, 2016; vgl. Kapitel 4.2.6), welches der Tradition und Vorgehensweise der kognitiven Therapie entstammt. Auch Stavemann et al. (2020) haben ein kognitives Therapiekonzept bei Selbstwertproblemen vorgelegt, das jedoch noch nicht im gleichen Maße wie das von Fennell evaluiert und in ein Modell der Störung und Aufrechterhaltung eingebunden ist, sodass wir uns hier auf eine knappe Darstellung unter Kapitel 4.2.3 beschränken.

4.2.1 Achtsamkeit

Achtsamkeit trainieren

Das Konzept der Achtsamkeit hat in der Psychotherapie in den letzten Jahrzehnten massiv an Bedeutung gewonnen. Achtsam zu sein bedeutet, auf eine besondere Art und Weise aufmerksam zu sein, nämlich absichtlich, im aktuellen Moment, nicht bewertend und ohne das Erleben zu verändern (Michalak, Heidenreich & Williams, 2022). Oft wird zwischen innerer und äußerer Achtsamkeit unterschieden. Gerade die „innere Achtsamkeit“, das wertfreie, bewusste Wahrnehmen innerer Prozesse, also von Gedanken, Körperempfindungen, Gefühlen oder Handlungsimpulsen, liefert häufig den Ausgangspunkt für nachfolgende Interventionen. Das Training der „äußeren Achtsamkeit“ dagegen, die auf sensorisches Erleben wie Sehen, Hören oder Spüren ausgerichtet ist, ist essenziell für weitere Ziele in der Psychotherapie, wie eine

Aufmerksamkeitslenkung, eine Förderung der Genussfähigkeit oder den Umgang mit Anspannungszuständen und intensiven Emotionen.

Achtsam für Selbstwert

Im Hinblick auf die Förderung eines gesunden Selbstwerts ist es empfehlenswert, mit dem Konzept der Achtsamkeit von Beginn an zu arbeiten. Wer nicht trainiert, zu registrieren, welche Gedanken, Gefühle und Handlungsimpulse er in Bezug auf seine eigene Person hat – und wie sich dies körperlich „anfühlt" – kann daran schwerlich etwas verändern. Bei der Arbeit am Selbstwert kann eine solche achtsame Haltung auf vier Ebenen trainiert werden:

- *Gedanken:* In welchen Situationen bewerte ich mich selbst – und wie? Sind diese Gedanken „alte Bekannte", kommen sie also häufig vor?
  Beispiel: „Aha, ich denke gerade, dass der hinter mir an der Supermarktkasse so böse schaut. Vielleicht habe ich meine Waren nicht schnell genug in den Einkaufswagen geräumt. Da ist er wieder, der Gedanke, dass ich etwas falsch gemacht habe. Den kenne ich ja."
- *Gefühle:* Welche Gefühle sind für mich mit meinem Selbstwertgefühl verbunden?
  Beispiele: „Ich verspüre Stolz über das Lob.", „Ich spüre, wie ein Schamgefühl in mir aufsteigt."
- *Körperempfindungen:* Was nehme ich in meinem Körper im Hinblick auf meine Bedürfnisse wahr (und welche Handlungsimpulse ergeben sich daraus)?
  Beispiele: „Ich habe einen immensen Druck auf der Blase. Ich würde gerne auf die Toilette gehen.", „Ich bin ganz zittrig und habe einen hohen Puls. Ich würde gerne von jemandem in den Arm genommen werden."
- *Verhalten:* Was würde ich am liebsten tun? Setze ich diesen Impuls auch um (sofern möglich) oder mache ich etwas anderes? Wie behandle ich mich selbst, wie gehe ich mit mir um?
  Beispiele: „Ich würde mich am liebsten erneut entschuldigen.", „Ich mache mir starke Vorwürfe wegen des Fehlers heute Morgen, ich beschimpfe mich, nenne mich einen Idioten.", „Ich muss eigentlich auf die Toilette. Aber ich reiße mich zusammen und sage mir, dass das nicht so wichtig ist.", „Ich melde mich in der Besprechung freiwillig für die Aufgabe, die keiner machen will."

Eine rückblickende Selbstbeobachtung und Reflexion, wie sie vielerorts in der Psychotherapie angeregt werden, etwa beim gemeinsamen Erstellen einer Verhaltensanalyse, liefern erste Impulse in Richtung Achtsamkeit (z. B. „Aha, damals hatte ich also den Gedanken, dass ich diesen Job nie hinkriegen werde"). In der Sitzung kann die Therapeutin innere Prozesse immer wieder erfragen (z. B. „Welches Gefühl haben Sie jetzt im Moment, wo wir darüber reden, dass Sie mit dem Projekt nicht rechtzeitig fertig geworden sind?"). Dabei ist vor allem anfangs in der Regel Hilfestellung notwendig, da die wenigsten Patientinnen geübt sind, ihre Gedanken und Körperempfindungen, vor allem aber ihre Gefühle einzuordnen und zu benennen. Achtsamkeit heißt hier, die gängige Unterscheidung zwischen positiven und negativen (oder gewünschten und unerwünschten) Gefühlen, Gedanken oder Körperempfindungen aufzugeben und jede Äußerung der Patientin in Richtung einer rein beschreibenden Darstellung zu verstärken. Es gilt, lediglich zu registrieren, was ist, aber nicht zwangsläufig auch schon darauf zu reagieren oder zu versuchen, Gedanken und Gefühle zu beeinflussen. Dies kann sich anschließen (vgl. nachfolgende Kapitel), sollte aber aus einer bewussten Entscheidung heraus erfolgen, nicht als Automatismus. Neben einem scheinbar beiläufigen Arbeiten am Thema Achtsamkeit während der Therapiesitzung können konkrete Achtsamkeitsübungen eingebaut und als Übung für zu Hause mitgegeben werden. Im folgenden Kasten wird eine Achtsamkeitsübung dargestellt, die gleich in mehrerlei Hinsicht produktiv für die Arbeit am Selbstwert genutzt werden kann.

Übung zur Sitzposition (Potreck-Rose & Jacob, 2003, S. 83 ff)[1]

Nehmen Sie einen Moment wahr, wie Sie sitzen (...).

Ändern Sie Ihre Sitzposition jetzt nicht! Nehmen Sie erst einmal nur wahr:

Haben Sie Ihre Beine übereinandergeschlagen oder stehen beide Füße auf dem Boden? Haben Sie die Beine ausgestreckt oder angewinkelt, vielleicht ein Bein oder beide Beine hinter die Stuhlbeine geklemmt? Wenn Sie die Beine übereinandergeschlagen haben: Welches ist oben, wo ist der Fuß dieses Beines? Hängt er locker nach unten oder haben Sie die Fußspitze angezogen? Oder den Fuß des übergeschlagenen Beines hinter das untere Bein geklemmt? Stehen Ihre Füße mit Ihrer ganzen Fußfläche auf dem Boden oder haben Sie eine Fläche oder beide gekippt? Versuchen Sie, möglichst genau und aufmerksam wahrzunehmen, wie Sie sitzen – aber in dieser Übung nur, was die Position der Füße und Beine betrifft.

Jetzt kommt – wieder ohne etwas zu verändern! – der nächste Schritt:

Versuchen Sie, zu spüren: Ist das eigentlich eine bequeme, eine angenehme, eine entspannte Haltung, so wie Ihre Beine und Füße jetzt stehen? Oder ist es unbequem, angespannt? Lassen Sie sich Zeit für dieses Spüren, geben Sie dem aufkommenden Bedürfnis, etwas an dieser Position zu ändern, nicht nach. Das ist nämlich verlockend, gerade dann, wenn Sie bemerken sollten, dass Sie keineswegs bequem sitzen.

Erst wenn Sie Ihre augenblickliche Sitzposition ausgiebig erkundet haben – die Konzentration liegt hier absichtlich nur auf Beinen und Füßen –, folgt der nächste Schritt:

1 Der Abdruck erfolgt mit Genehmigung von Klett-Cotta © 2003 J. G. Cotta'sche Buchhandlung Nachfolger GmbH, Stuttgart

Nun experimentieren Sie, wie Sie die Position Ihrer Beine und Füße verändern können. Erst einmal geht es darum, herauszufinden, was Sie alles mit Ihren Füßen und Beinen im Sitzen machen können: Stellen Sie beide die Füße nebeneinander auf, belasten Sie die gesamte Fußsohle, dann nur die Fersen, weiter nur die Fußspitzen, belasten Sie einmal mehr das linke Bein als das rechte und umgekehrt. Nun lassen Sie beide Füße auf dem Boden stehen und vergrößern Sie den Abstand zwischen Ihren Knien. Jetzt verändern Sie bei aufgestellten Füßen den Winkel zwischen Unter- und Oberschenkeln. Zum Schluss schlagen Sie Ihre Beine auf alle möglichen Arten übereinander.

Bis jetzt haben Sie die Vielfalt der möglichen Sitzpositionen für Beine und Füße erkundet. Nun kehren Sie zu Ihrer ursprünglichen Sitzposition zurück und vergegenwärtigen Sie sich noch einmal: Ist sie angenehm? Bequem? Entspannt?

Jetzt der nächste Schritt: Finden Sie eine angenehmere Position, die mehr Muskeln als bisher die Möglichkeit gibt, sich zu entspannen, die das Gewicht auf die beiden Beine und Füße besser verteilt. Wenn Sie meinen, Sie hätten schon eine entspannte Haltung, dann forschen Sie ganz aufmerksam: Geht es doch noch ein wenig entspannter, bequemer? Probieren Sie es aus. Was möchten Sie noch verändern? Wie sitzen Sie jetzt? Besser, angenehmer?

Hinwendung zu Gedanken und Körper

Häufig stellen Patientinnen in dieser Übung überrascht fest, dass sie unbequem saßen und nehmen im Folgenden eine veränderte Sitzposition ein. Dies verdeutlicht, dass das Wahrnehmen und Erspüren von Gedanken oder Körperempfindungen nicht selbstverständlich ist, sondern einer bewussten Hinwendung bedarf.

Die Übung regt zu einer Veränderung der Sitzposition an, was streng genommen über das Thema Achtsamkeit hinausgeht. Achtsam bleibt aber der Weg dorthin: Es gibt keine bekannte „Lösung“, sondern diese darf durch behutsames, wertfreies Experimentieren gefunden werden. Diese achtsame, sich selbst zugewandte Haltung („Geht es noch ein wenig entspannter?“) begegnet uns auch in anderen selbstwertbezogenen Interventionen wieder, wie der Förderung der Selbstfürsorge (vgl. Kapitel 4.3.3).

Metta-Meditation

Während der Begriff der Achtsamkeit häufig nicht (mehr) im Kontext von Spiritualität gebraucht wird, ist Meditation, eine „Übung der Konzentration“, in der fernöstlichen Tradition des Buddhismus und Hinduismus verwurzelt. Meditation ist unseres Erachtens keine psychotherapeutische Intervention, allerdings empfinden viele Menschen mit psychischen Beschwerden es als überaus hilfreich, zu meditieren. Daher sei im Zusammenhang mit Selbstwert auf eine spezifische Meditationsübung hingewiesen, die Metta-Meditation (vgl. Kasten).

Metta-Meditation

Diese Übung stammt aus dem Buddhismus und hat das Ziel, eine freundliche und wohlwollende Haltung (vgl. auch Kapitel 4.3.2.2) sowie ein Verbundenheitsgefühl zu fördern, in Bezug auf sich selbst und in Bezug auf andere Menschen. Im Englischen wird die Metta-Meditation auch als „Loving Kindness"-Meditation bezeichnet. Dabei sendet sich die Meditierende selbst Sätze „liebender Güte", z.B. „Möge ich glücklich sein", „Möge ich leicht durchs Leben gehen", „Möge ich mich so annehmen, wie ich bin". Diese Sätze können auch auf andere Menschen bezogen formuliert werden, was vielen zunächst leichter fällt. Die Wirkung dieser Meditationsübung bei psychischen Erkrankungen wird in mehreren Studien erforscht, teils in Verbindung mit kognitiver Verhaltenstherapie. Sie soll die Selbstakzeptanz verbessern, das Selbstmitgefühl und die Verbundenheit mit anderen Menschen steigern. Texte und Vorlagen für die Psychotherapie sind beispielsweise zu finden bei Malzer-Gertz, Gloger, Martin und Luger-Schreiner (2020). Gerade Menschen mit einem geringen oder fragilen Selbstwert erleben diese Form der Meditation häufig als äußerst fordernd, sodass sie nicht unbedacht und ohne weitere Erklärungen als Übung für zu Hause mitgegeben werden sollte.

4.2.2 Werte und Ziele

Menschen können bei der Beschäftigung mit ihrer Symptomatik oder ihrem geringen Selbstwert und dem Bestreben, gleichwohl irgendwie klarzukommen und negative Gedanken und Gefühle in Schach zu halten, aus dem Auge verlieren, was ihnen im Leben wirklich wichtig ist. Patientinnen dabei zu unterstützen, sich diese „Werte" wieder bewusst zu machen und ihr Verhalten auf die eigentlichen Lebensziele auszurichten, kann ein wichtiger Teil der Behandlung sein. Mit Blick auf den Selbstwert könnte man auch festhalten: In dem Augenblick, in dem Menschen wertegeleitet handeln, setzen sie sich für sich ein, messen sie ihrem Selbst „Wert" bei.

Dem Selbst „Wert" beimessen

Dies spielt in der Akzeptanz- und Commitment-Therapie (ACT) eine zentrale Rolle, in der Werte mit einem Kompass oder Leuchtturm verglichen werden: einer Orientierung und Richtung für das Leben. Sie sucht Antwort auf Fragen wie „Wofür soll mein Leben stehen?" oder „Was liegt mir wirklich am Herzen?" (Eifert, 2022). Während Werte „nie fertig", nie erreicht sind (z.B. eine gute Mutter sein), werden Ziele als größere oder kleinere konkrete Stationen begriffen, die in Richtung dieser Werte führen (z.B. meine Kinder abends ins Bett bringen, ein Elterngespräch mit der Lehrerin vereinbaren, um Lernschwierigkeiten zu besprechen, mein Kind beim Schulwechsel unterstützen).

Handeln, um sich wertvoller zu fühlen

In Bezug auf Selbstwert äußern Patientinnen oft generalisierte Therapieziele wie „mehr Selbstwertgefühl“ oder „mehr Selbstbewusstsein“. Um einen gesunden Selbstwert zu fördern, müssen Werte und Ziele in verschiedenen Lebensbereichen jedoch konkret und greifbar gemacht werden – denn letztlich geht es nicht darum, zu warten, bis ein verbesserter Selbstwert uns in die Lage versetzt, Dinge zu tun, die uns wichtig sind, sondern zu beginnen, diese Dinge, ggf. mit therapeutischer Unterstützung, in den Fokus zu nehmen, zu *handeln* – und uns dadurch vielleicht irgendwann selbstbewusster und wertvoller zu *fühlen*. Mit der folgenden Denkanregung können selbstwertbezogene Ziele konkretisiert werden:

Die Feen-Frage/Zauberstab-Frage (modifiziert nach Eifert, 2022, sowie Seebauer & Jacob, 2015)

Stellen Sie sich vor, Sie werden über Nacht von einer guten Fee besucht, die Ihnen den Wunsch erfüllt, selbstsicherer zu sein, ein stabileres oder mehr Selbstwertgefühl zu haben. Sie wachen am nächsten Morgen auf – was hat sich verändert?

- Was würden Sie als Erstes tun? Oder was würden Sie nicht mehr tun?
- Wie würden Sie durch den Tag gehen? An welcher Stelle würden Sie sich anders verhalten – und wie?
- Welche Ihrer Stärken würde sich jetzt ganz besonders zeigen? Wie packen Sie die Dinge an?
- Wie würden Sie mit sich selbst umgehen, wie mit anderen?
- Wie würden Sie über sich denken und mit sich reden?
- Was wäre äußerlich sichtbar? Woran würden Ihre Familie, Ihre Freunde oder Kollegen merken, dass sich etwas verändert hat? Wer würde zuerst etwas bemerken?

Für diese Übung muss mehr Zeit als vielleicht zunächst erwartet eingeplant werden. Neben größeren Veränderungen, die Patientinnen mit einem veränderten Selbstwertgefühl einfallen (z. B. „Dann würde ich endlich einen Partner kennenlernen, heiraten und eine Familie gründen.“), ist vor allem aufschlussreich, wie sich der Zauber der Fee im Alltäglichen und in Routinen zeigt (z. B. „Ich würde dem Mann, den ich jeden Morgen an der Bushaltestelle sehe, zulächeln und ihn ansprechen.“) – und was das für das Hier und Jetzt, und für konkrete Schritte in Richtung Veränderung bedeutet.

Werte nicht an den Erwartungen anderer ausrichten

Bei der Thematisierung von Werten und Zielen ist es wichtig, darauf zu achten, dass Patientinnen sich nicht nach den Erwartungen anderer richten oder an überhöhten inneren Standards messen. Eine solche Vernachlässigung eigener Ansichten und Bedürfnisse bewirkt das Gegenteil und höhlt den eigenen Selbstwert aus. Es empfiehlt sich, zu fragen: „Ist mir das wirklich wichtig oder mache ich es nur, weil es sich so gehört oder andere es von mir erwarten?" (Eifert, 2022). Die ACT beschreibt eine Reihe konkreter, erlebnisorientierter Übungen, um in Kontakt mit den eigenen Werten zu kommen (z. B. Wengenroth, 2017). In der selbstwertorientierten Therapie eignet sich die Übung „Der Rollenkünstler" von Potreck-Rose und Jacob (2003), die im folgenden Kasten beschrieben wird.

Der Rollenkünstler (in Anlehnung an Potreck-Rose & Jacob, 2003)

Ziel der Übung ist es, die individuellen Werte der Patientin zu explorieren, zu reflektieren und ggf. Veränderungen anzustoßen. Für die Übung werden zwei aufeinander folgende Therapiestunden benötigt, sie sollte nach Angabe der Autorinnen keinesfalls in eine einzige Sitzung „gepresst" werden, damit emotionale Reaktionen genügend Raum erhalten.

In der Übung wird ein Gedankenexperiment vorgenommen: eine fiktive Feier des nächsten Geburtstags, mit allen wichtigen Menschen, die es gerade im Leben der Patientin gibt. Dabei halten einige wichtige Personen eine Rede auf die Jubilarin, jeweils als Stellvertreter oder Stellvertreterin der wichtigsten Rollen, die die Patientin in ihrem Leben innehat, also z. B. die Rolle der Mutter, Ehefrau, Freundin, Mitarbeiterin oder Chefin. Das Gedankenexperiment wird zum einen für die Gegenwart (Feier des nächsten Geburtstags) durchgeführt, zum anderen für den Geburtstag in fünf Jahren, wobei sich die Patientin vorstellt, dass sie sich in der Zwischenzeit in der von ihr gewünschten Weise verändert. Hier eine kurze Skizzierung des Ablaufs (ausführlich bei Potreck-Rose & Jacob, 2003, S. 187 ff):

1. Phase:

- Einleitung und Erklärung der Übung: „Wir wollen uns (...) mit den Leitsätzen und Idealen beschäftigen, die gerade Ihr Leben bestimmen (...), auf einem kleinen Umweg ..."
- Beschreibung des Gedankenexperiments: „Stellen Sie sich vor, Sie feiern Ihren nächsten Geburtstag ganz groß und Sie laden alle wichtigen Menschen ein, die es in Ihrem Leben gerade gibt. Auch wenn es Ihnen vielleicht nicht ganz recht ist, wollen einige wichtige Personen eine Rede auf Sie halten, so, wie eben auf die Jubilare Lobreden gehalten werden."
- Festlegung der Rollen und Rednerinnen bzw. Redner.
- Ausgestaltung der verschiedenen Reden: „Überlegen Sie, was er oder sie über Sie sagen würde, wenn er oder sie auf das letzte Jahr zurückschaut und sieht und würdigt, wofür Sie sich angestrengt haben, worum Sie sich bemüht haben." Dies wird in Stichworten festgehalten und in einem kleinen Rollenspiel umgesetzt.

Die Autorinnen empfehlen, die ersten Worte oder Sätze zu soufflieren, wenn der Patientin der Start schwerfällt. Inhaltlich werde in dieser Phase oft deutlich, wie sehr die Person sich anstrenge bestimmten Idealen gerecht zu werden, und wieviel Energie sie dabei verbrauche.

2. Phase:

Als Hausaufgabe wird die Patientin gebeten, sich zu Hause noch einmal mit den notierten Idealen und Eigenschaften zu beschäftigen und sich z. B. zu fragen, was ihr gefällt und was nicht, in welcher Hinsicht sie so bleiben will, und was sie verändern möchte oder wieviel Anstrengungen es sie kostet, so zu sein. Insbesondere soll sie sich fragen, was von den Rednern nicht erwähnt wurde, ihr aber wichtig ist. Diese Überlegungen werden als Basis für das zweite Gedankenexperiment genutzt.

- Beschreibung des Gedankenexperiments: „Nun stellen Sie sich vor, Sie haben in den nächsten fünf Jahren ausreichend Energie und Kraft, Ihre Vorstellungen umzusetzen. Ihre Vorstellungen, wie Sie sein wollen, wie Sie leben und handeln wollen (...). Und jetzt stellen Sie sich wieder vor, (...) dass Sie eine große Geburtstagsfeier veranstalten und dieselben Personen wieder eine Rede halten."
- Ausgestaltung der verschiedenen Reden: „Lassen Sie diese Personen der Reihe nach sagen, was Sie von Ihnen hören möchten, wenn Sie sich vorstellen, diese Personen haben Sie dabei beobachtet, wie es Ihnen gelungen ist, Ihre Vorstellungen in Ihrem Leben umzusetzen."

Hier ist darauf zu achten, dass die Patientin nicht anstrebt, ein besserer oder perfekter Mensch zu werden, sondern dass sie angemessene Werte entwickelt (z. B. jemand sein, der sich ausreichend Zeit für sich selbst nimmt). In der weiteren Arbeit können diese Werte in konkrete Ziele überführt werden, an deren Realisierung in der Therapie gearbeitet werden kann.

4.2.3 Kognitive Umstrukturierung

Werden selbstwertrelevante Gedanken erkannt, können diese in der Tradition der kognitiven Therapie in Richtung funktionalerer Bewertungen und Überzeugungen verändert werden. Doch Vorsicht, diese therapeutische Herangehensweise ist nicht kompatibel mit Interventionen, die Akzeptanz und Defusion fördern (vgl. Kapitel 4.2.4)! Während die klassische kognitive Verhaltenstherapie auf die Änderung der Gedanken fokussiert, steht bei den anderen Interventionen die Akzeptanz der unveränderten Gedanken und/oder das Schaffen von Distanz dazu im Fokus. Hier muss sich die Therapeutin also für einen der beiden Wege entscheiden.

Vergleichsobjekte und -dimensionen

Bei Selbstwertproblemen kreist das Denken inhaltlich um den Wert oder die Sicht der eigenen Person, ihrer Fähigkeiten und Talente. Da es um Bewertungen geht, spielt eine besondere Rolle, mit wem oder was sich Patientinnen vergleichen (Vergleichsobjekt) und welche Kriterien sie dafür heranziehen und welche sie missachten (Vergleichsdimension; siehe auch Potreck-Rose & Jacob, 2003). Bei Patientinnen mit niedrigem Selbstwert ist Folgendes zu beobachten:

- Auswahl eines realitätsfernen Vergleichsobjekts: „Ich muss genau so witzig sein wie Jan Böhmermann."
- Vernachlässigung von unterschiedlichen Rahmenbedingungen, die einen fairen Vergleich erschweren: „Ich muss mich mit allen Kollegen so gut verstehen, wie die Kollegin Müller, obwohl ich erst seit diesem Schuljahr an der Schule arbeite."
- Auswahl unrealistischer Kriterien für die Selbstbewertung: „Ich darf *niemals* einen Fehler machen."
- Auswahl isolierter Kriterien für die Selbstbewertung: „Ich bin nur ein guter Teamleiter, wenn ich einen Bonus bekomme." (Andere Kriterien für einen guten Teamleiter werden vernachlässigt).

Identifikation problematischer Kognitionen

Das Wissen um solche typischen Zusammenhänge kann der Therapeutin das Aufdecken und die Modifikation dysfunktionaler Denkmuster erleichtern. Entsprechend der Kompatibilität mit der eigenen Grundüberzeugung, z. B. „Ich bin nichts wert", werden Erfolge, positive Rückmeldungen oder Sympathiebekundungen häufig external, Kritik und Ablehnung dagegen internal attribuiert.

Für die kognitive Therapie bei spezifischen Störungsbildern wurden inhaltlich typische Grundannahmen und Überzeugungen zusammengestellt. Auch für selbstwertbezogene Probleme existiert ein inhaltlich spezifischer Entwurf (vgl. Kasten).

Dysfunktionale Selbstwertkonzepte und dysfunktionale Denkstile in der Integrierten Kognitiven Verhaltenstherapie (IKVT)

Stavemann et al. (2020) unterscheiden bei Patientinnen mit Selbstwertproblemen in inhaltlicher Hinsicht zwischen *beliebtheitsorientierten* und *leistungsorientierten Selbstwertkonzepten,* sowie Mischformen. Demnach messen Menschen mit beliebtheitsorientiertem Selbstwertkonzept ihren Wert an der Zuneigung anderer. Sie richten ihr Handeln darauf aus, sich die Zuneigung anderer zu sichern und Ablehnung, Kritik oder Ärger der anderen zu vermeiden. Beliebtheitsorientierte Konzepte können global sein („Nur wer gemocht wird, ist wertvoll") oder spezifisch („Nur wer zu einer bestimmten Gruppe dazugehört, ist wertvoll"). Menschen mit leistungsorientiertem Selbstwertkonzept streben danach, gewissen Leistungsansprüchen zu genügen und Fehler mit allen Anstrengungen zu vermeiden, entweder in globaler Hinsicht („Nur wer keine Fehler macht, ist wertvoll") oder spezifischer („Nur wer eine perfekte Mutter ist/ein bestimmtes Einkommen hat/ein bestimmtes Körpergewicht nicht überschreitet, ist wertvoll").

Stavemann et al. verweisen in der Tradition der Kognitiven Therapie auf die Relevanz von Denkfehlern, da solche Selbstwertkonzepte durch generalisierende und pauschalisierende Selbstwertbestimmungen gestützt werden, die zustande kommen, indem von einem Merkmal, einer Fähigkeit oder erbrachten Leistung auf den gesamten Wert der Person geschlossen wird. Einige *dysfunktionale Denkstile,* so ihre Annahme, kommen nur bei Selbstwertproblemen vor, weitere sind typisch, aber nicht exklusiv. Beispiele sind der „Punktekämpfer"-Denkstil, bei dem Patientinnen „den eigenen Wert davon abhängig machen, ob sie gewinnen, recht haben, stärker, weiser, besser sind als andere" oder der „Applausfetischismus"-Denkstil, bei dem Patientinnen „aus Furcht vor Ablehnung nicht die eigenen, sondern die vermeintlichen Wünsche und Ziele anderer verfolgen".

Zum weiteren Vorgehen in der sogenannten Integrierten Kognitiven Verhaltenstherapie (IKVT) sei auf Stavemann et al. (2020) oder Stavemann (2020) verwiesen. Die Herangehensweise deckt sich im Wesentlichen mit der der Kognitiven Therapie, weist aber einige kleinere Modifikationen auf. Es sei an dieser Stelle jedoch darauf hingewiesen, dass unseres Wissens noch keine Nachweise zur Wirksamkeit der IKVT bei Selbstwertproblemen oder der Validität der postulierten Denkstile vorliegen.

Techniken kognitiver Umstrukturierung

Sind die problematischen Gedanken, Grundüberzeugungen oder Schemata identifiziert, so stehen für die kognitive Umstrukturierung verschiedene Techniken und Hilfsmittel zur Verfügung: zum Beispiel die 3- bzw. 5-Spalten-Technik, die Identifikation typischer kognitiver Fehler, die sokratische Fragemethode, Strategien zum Hinterfragen problematischen Denkens oder zum Finden alternativer Erklärungen, Stuhldialoge oder die schematherapeutische Arbeit mit dem Moduskonzept (Hautzinger & Pössel, 2017; Jacob & Arntz, 2015).

Beispiel: Herr F. – Denkfehler und 3- bzw. 5-Spaltentechnik

Herr F. ist 36 Jahre alt, Sachbearbeiter bei einer Krankenversicherung und lebt allein. Er hat zwar einige wenige Freunde und Bekannte, tut sich jedoch schwer, nach seinem Umzug in eine andere Stadt den Kontakt zu diesen zu halten oder neue Kontakte aufzubauen. Seit seiner Jugend leidet er unter depressiven Phasen und hat die Diagnose einer rezidivierenden depressiven Störung erhalten.

Um seine soziale Isolation zu reduzieren, meldete sich Herr F. bei einem Nachbarschaftsportal an. Er wird aufgefordert, ein Profil anzulegen und anzugeben, welche Geräte er auszuleihen bereit ist und über welche Kompetenzen und Interessen er verfügt (A, *Auslöser*). Dies löst bei ihm folgende, *(automatische) Gedanken* (B) aus: „Kompetenzen? Mir fällt gar nichts ein ... Ich habe gar keine Kompetenzen, ich kann nichts Wertvolles in eine solche Gemeinschaft einbringen!". Er fühlt sich daraufhin wertlos, beschämt und einsam (C, *emotionale Folgen*) und führt die Registrierung nicht zu Ende.

Herr F. füllt nun die ersten drei Spalten seines Protokolls aus (A, B, C, siehe oben). Er prüft, ob er *kognitiven Verzerrungen* erlegen ist und wird fündig: „Weil mir in dieser Situation nicht sofort etwas einfällt, schließe ich auf meine Kompetenzen allgemein – das ist *selektives Verallgemeinern.*" Er stellt sich weitere Fragen, um eine alternative, hilfreichere Sicht, zu finden, z. B. „Entspricht diese Selbstbewertung einer Gewohnheit oder ist es eine unumstößliche Tatsache? Habe ich Belege dafür, dass ich keine Kompetenzen habe? Welche Belege sprechen dagegen? Konzentriere ich mich auf meine Schwächen, statt auf meine Stärken?". Er erweitert schließlich sein Spaltenprotokoll um *rationalere Gedanken* (D): „Dass mir nicht sofort etwas einfällt, bedeutet nicht, dass ich keine Kompetenzen habe. Es gibt mehrere Dinge, die ich in meinem Leben erreicht habe, daher ist es unlogisch, dass ich keinerlei Kompetenzen haben soll". Er liest diese alternativen Bewertungen mehrfach durch und fühlt sich etwas ruhiger, sowie weniger wertlos und einsam (*emotionale Folgen,* E). Dies führt dazu, dass er sich am Abend noch einmal einen Ruck gibt, die Registrierung zu Ende bringt und bei Kompetenzen zunächst nur einen Aspekt aufführt. Er nimmt sich vor, bei nächster Gelegenheit eine Freundin um Ideen zu bitten und sein Profil später noch einmal anzupassen.

Verhalten verändern

Eine einmalige kognitive Umstrukturierung, z. B. bei Herrn F., reicht nicht aus, um seinen selbstwertrelevanten Gedanken („Ich kann nichts Wertvolles in eine Gemeinschaft einbringen") dauerhaft zu verändern. Daher muss dieses Vorgehen während der Sitzungen gemeinsam mit der Patientin mehrfach geübt werden. In der Folge wird die Patientin angeleitet, dies zu Hause eigenständig und immer wieder durchzuführen, und auch ihre Verhaltensweisen entsprechend den veränderten Gedanken anzupassen.

Verhaltensexperimente

Verhaltensexperimente stellen eine besonders erlebnisaktivierende Variante dar, Befürchtungen oder Überzeugungen zu hinterfragen und neue Informationen aktiv zu verarbeiten (Stangier, 2023). Wie ein solches Experiment im Fall von Herrn F. realisiert werden kann, ist im folgenden Beispiel dargestellt. Im kognitiven Therapieansatz von Fennell (1997, 2016) zur Behandlung eines geringen Selbstwerts sind Verhaltensexperimente eine zentrale Intervention (vgl. Kapitel 4.2.6).

Beispiel: Herr F. – Verhaltensexperiment

Herr F. kommt bei der Beschäftigung mit dem Nachbarschaftsportal auf die Idee, seine Bohrmaschine und seine handwerklichen Fähigkeiten anzubieten. Er plant daraufhin ein Verhaltensexperiment, um den Gedanken „Ich kann nichts Wertvolles in eine solche Gemeinschaft einbringen" zu testen. Vor dem Experiment hält er diesen Gedanken zu 95 % für richtig.

> *Experiment:* „Ich biete meine Bohrmaschine während eines Monats zum Ausleihen an und – falls gewünscht – auch meine Unterstützung bei der Handhabung. Ich überprüfe, ob und wie schnell sich jemand meldet. Wie wertvoll meine Hilfe ist, messe ich außerdem daran, ob sich die Leute bedanken und wie freundlich sie sind."
>
> *Hypothese:* „Es wird sich niemand melden, denn Bohrmaschinen hat fast jeder. Falls doch, dann werden die anderen meine Hilfe nicht benötigen (denn mit der Bohrmaschine umzugehen, ist nichts Besonderes). Die Menschen werden sich neutral verhalten, aber nicht übermäßig freundlich sein."
>
> *Ergebnis:* Während eines Monats wird Herr F. dreimal angeschrieben. Zweimal leihen sich Nachbarn seine Bohrmaschine aus und bringen sie wieder zurück. Beide sind freundlich und bedanken sich. Ein weiteres Mal wird er gebeten, auch die Bohrung vorzunehmen und bringt in der Wohnung einer älteren Dame ein Hängeregal an. Auch dieser Kontakt ist überaus freundlich und er erhält zum Dank eine Packung Pralinen.
>
> *Fazit:* Herr F. kommt zu dem Ergebnis, dass es zwar eine „Kleinigkeit" in seinen Augen ist, für andere aber dennoch keine Selbstverständlichkeit, da sich alle Nachbarn dankbar und freundlich verhalten haben. Sein Glaube an den Gedanken „Ich kann nichts Wertvolles in eine solche Gemeinschaft einbringen" sinkt auf 40 %. Zu seiner Verwunderung stellte er außerdem fest, dass ihn der Kontakt mit den Nachbarn – obwohl nur kurz – aufheiterte.

4.2.4 Akzeptanz und Defusion

Akzeptanz ist zentraler Bestandteil der verschiedenen Erweiterungen der Kognitiven Verhaltenstherapie (z.B. Bohus, 2019; Eifert, 2022). Anders als im vorangegangenen Kapitel geht es nicht um die Veränderung belastender Gedanken und damit einhergehender Gefühle, sondern darum, eine neue Beziehung zu diesem ungewollten, inneren Erleben aufzubauen. In einem ersten Schritt soll akzeptiert und zugelassen werden, was in der Regel ohnehin schwer unterdrückt werden kann: Im Falle einer Selbstwertproblematik beispielsweise negative Bewertungen über die eigene Person, das eigene Können und damit einhergehende schmerzhafte Gefühle wie Scham oder Traurigkeit. Akzeptieren heißt nicht, diese gut zu heißen, sich ihnen zu ergeben oder sie als richtig anzuerkennen, sondern schlicht, sie als Produkte des eigenen Geistes einzuordnen.

Kontrollbemühungen einstellen

Da Menschen häufig eine beträchtliche Energie darauf verwenden, unerwünschte Gedanken und Gefühle zur Seite zu schieben, sich abzulenken oder zu vermeiden, ohne dass dies langfristig gelingt oder zum Wohlbefinden beiträgt, ist das Erlernen von Akzeptanz eng damit verbunden, solche Kontrollbemühungen einzustellen. Ziel ist es zu erkennen, dass Bewertungen an sich nicht wählbar sind, wohl aber das daraus resultierende Verhalten (Eifert, 2022). Um handeln zu können – womöglich entgegengesetzt zu den gerade aktivierten Gedanken und Gefühlen – ist „Defusion“ notwendig.

Defusion

Defusion meint das Lösen von Verstrickungen mit Gedanken und Gefühlen und den Aufbau innerer Distanz: Von „Ich bin ein Versager“ gilt es zu „Ich habe den Gedanken, dass ich ein Versager bin“ zu kommen (getreu der Haltung „Ich bin nicht mein Gedanke oder Gefühl, ich habe einen Gedanken oder ein Gefühl“). Wer solche Gedanken achtsam wahrnimmt (vgl. Kapitel 4.2.1), sie zulässt, jedoch in der Beobachterposition bleibt, anstatt sich vom Fluss dieser Gedanken mitreißen zu lassen, kann in der Folge leichter so handeln, wie es seinen Zielen und Werten entspricht (vgl. Kapitel 4.2.2).

Es gibt eine Vielzahl von Metaphern und konkrete, erlebnisorientierte Übungen, um Akzeptanz und Defusion zu fördern. Defusionsübungen bestehen häufig darin, sich bewusst zu machen, was bestimmte Gedanken eigentlich sind: Sätze, Wörter, Buchstaben, nicht weniger – aber auch nicht mehr. Das oben genannte „Ich bin ein Versager“ könnte beispielsweise gesungen oder in schnellem Sprechtempo für mehrere Minuten aufgesagt werden, bis die Bedeutung akustisch nicht mehr verständlich ist. Solche Defusionsübungen werden z. B. bei Eifert (2022) oder Wengenroth (2017) ausführlicher beschrieben.

Wie diese Interventionen in der Praxis gelingen können, soll anhand des aus dem vorhergehenden Kapitel bekannten Beispiels von Herrn F. verdeutlicht werden. Anstelle einer kognitiven Umstrukturierung erleichtern hier Akzeptanz und Defusion den Umgang mit einem schmerzlichen, selbstwertbeeinträchtigenden Gedanken. Es sei erneut darauf hingewiesen, dass sich kognitive Umstrukturierung (die auf den Inhalt des Gedankens zielt) und die Förderung von Akzeptanz und Defusion (und damit einer Veränderung der Haltung zu diesem Gedanken) nicht kombinieren lassen!

Beispiel: Herr F. – Akzeptanz und Defusion

Herr F. soll bei der Anmeldung in einem Nachbarschaftsportal auch Auskunft über seine Interessen und Kompetenzen geben. Er denkt: „Kompetenzen? Mir fällt gar nichts ein ... Ich habe gar keine Kompetenzen, ich kann nichts Wertvolles in eine solche Gemeinschaft einbringen!“ Daraufhin fühlt er sich beschämt, wertlos und einsam.

Er beobachtet diese Gedanken und Gefühle achtsam („Aha, da sind sie wieder, die kenne ich doch ...“) und *akzeptiert,* dass er jetzt nicht beeinflussen kann, dass diese Gefühle und Gedanken auftauchen. Er führt eine praktische *Defusionsübung* durch, indem er laut zu der Melodie von Bruder Jakob folgenden Text singt: „Ich bin wertlos, ich bin wertlos, gar nicht kompetent, gar nicht kompetent ...". Er wiederholt dies einige Male, bis er spürt, dass sich seine *Distanz* zu diesen Gedanken leicht vergrößert. Er sagt sich: „Ich habe diese Gedanken, aber ich bin nicht diese Gedanken. Ich kann mich entscheiden, wie ich darauf reagiere." Er macht sich seine *Werte* bewusst („Anderen Menschen nah sein", „Freundschaften und Bekanntschaften eingehen und pflegen") und die damit verbundenen Ziele („Jeden Tag mindestens einmal mit einem anderen Menschen sprechen", „Mindestens drei Menschen in meiner Straße mit Namen kennen"). Er nimmt weiter achtsam seine Gedanken und Gefühle wahr *und* führt die Registrierung zu Ende.

Eine bekannte ACT-Metapher lässt sich besonders gut für die Arbeit am Selbstwert nutzen: Die Busfahrer-Metapher. Im Kasten ist das Vorgehen exemplarisch dargestellt. Es sei einschränkend darauf hingewiesen, dass es der ACT ganz bewusst nicht um eine Verbesserung des Selbstwerts im herkömmlichen Sinne geht, nämlich von der eigenen Person (ausschließlich) positiv zu denken und sich entsprechend zu bewerten. Ziel ist vielmehr eine Förderung der Selbstakzeptanz und des Selbstmitgefühls (vgl. dazu auch Kapitel 1.2).

Die Busfahrermetapher bei Selbstwertproblemen (modifiziert nach Wengenroth, 2017)

Die Patientin ist die Fahrerin eines Busses, das heißt: Sie sitzt am Steuer und bestimmt, wo es hingeht. Nicht in ihrer Macht liegt, welche Passagiere einsteigen. Während die meisten Passagiere keine Probleme machen, gibt es einige wenige, die die Busfahrerin beim Fahren stören: Sie schimpfen, lenken sie ab, machen ihr Angst oder versuchen zu beeinflussen, wie und wohin sie fährt („Du kannst doch gar nicht fahren. Lass es bleiben. Das Ziel wirst du eh nie erreichen. Hinter der nächsten Kurve wird es bestimmt richtig gefährlich – an deiner Stelle würde ich lieber anhalten."). Die Busfahrerin hat nun verschiedene Möglichkeiten, mit diesen problematischen Passagieren umzugehen. Sie kann auf sie hören und tatsächlich auf die Bremse treten – aber dann kommt sie nicht ans Ziel. Sie kann mit ihnen diskutieren und streiten – aber dann kann sie sich nicht auf die Strecke konzentrieren. Oder sie kann akzeptieren, dass die Passagiere eben da sind, in ihrem Bus mitfahren und sich bewusst machen, dass nur sie bestimmt, wo es hingeht – und in diese Richtung weiterfahren (Akzeptanz).

Die Passagiere stehen für (unerwünschte) Gedanken und Gefühle, die Haltestellen für die Ziele im Leben der Patientin. Eine Selbstwertproblematik kann auf diese Weise konkret veranschaulich werden: In Richtung welcher (für den Selbstwert relevanten) Ziele ist die Patientin eigentlich unterwegs? Zum Beispiel möchte Frau T. sich bei der Arbeit selbstbewusster abgrenzen, weniger Überstunden machen und dafür wieder anfangen zu malen. Welche Passagiere mischen sich dabei ein? Da ist die Panikmacherin („Die werden dich entlassen und dann stehst du auf der Straße!"), die Pflichtbewusste („Arbeit ist das Wichtigste! Erst die Pflicht, dann das Vergnügen!"), besonders laut aber ist die Selbstabwerterin („Malen? Du? Das kannst du doch gar nicht. Was bildest du dir ein?"). Wengenroth (2017) empfiehlt, nicht theoretisch zu besprechen, wie mit den Passagieren umgegangen werden kann, sondern dies im Rollenspiel zu erproben und so für die Patientin erfahrbar zu machen. Zur Förderung von Defusion kann es hilfreich sein, sich die Passagiere auch bildlich vorzustellen, ihnen eine bestimmte Gestalt, Stimmlage und -modulation oder sogar einen Namen zu geben („Aha, da spricht wieder die brummige Martha!"). Nun geht es nicht darum, die schlechten Passagiere zum Verstummen zu bringen, sondern sich mit ihnen im Passagierraum auf den Weg hin zu seinen (selbstwertrelevanten) Zielen und Werten zu machen.

4.2.5 Bearbeiten selbstwertrelevanter belastender Erinnerungen

Bestimmte Erinnerungen sind für uns emotional relevanter als andere. Einige rufen auch nach langer Zeit noch starke Gefühle hervor, sehr belastende oder traumatische Erfahrungen können im Extremfall immer wieder ungewollt erinnert werden, wie bei der Posttraumatischen Belastungsstörung. Auch in Bezug auf ihr Selbstwertgefühl berichten Patientinnen manchmal von „schmerzenden Wunden" in ihrer Biografie, wobei dies nicht notwendigerweise traumatische Ereignisse im engeren Sinne sein müssen. Wenn aktuelle Situationen an solche bestehenden Wunden erinnern, kommt es zu starken Gefühlen; Patientinnen fühlen sich „so wie damals", wie das folgende Beispiel zeigt.

Beispiel: Frau C. – Selbstwertrelevante Erinnerung

Frau C., eine 27-jährige Physiotherapeutin, besucht gerne Konzerte. Kürzlich habe sie zusammen mit einer Freundin auf den Auftritt ihrer Lieblingsband gewartet. Die Freundin sei sehr kommunikativ und schnell mit einigen anderen wartenden Frauen ins Gespräch gekommen. Die Stimmung sei eigentlich gelöst und lustig gewesen, aber Frau C. habe gemerkt, dass sie immer angespannter geworden sei. Sie habe richtiggehend einen Stein im Magen verspürt. Ihre Freundin habe sie gar nicht mehr beachtet und auch die anderen hätten kaum mal eine Frage an sie gerichtet. Sie habe sich sehr abgelehnt gefühlt, „doof" und „uninteressant". Ein starkes Gefühl von Minderwertigkeit und Scham habe sich in ihr breit gemacht. Sie habe sich immer mehr aus dem Kreis der Unterhaltenden zurückgezogen und richtig schlechte Laune bekommen.

Diese Gefühle kenne sie gut aus ihrer Realschulzeit. Damals habe sie in der Klasse keinen „Draht" zu den meisten anderen Mädchen gehabt. Besonders schmerzlich in Erinnerung sei ihr ein Ereignis bei einer Klassenfahrt in der 8. Klasse geblieben. Sie habe zuvor mit Laura vereinbart gehabt, das Zimmer zu teilen. Als es dann um die Zuteilung ging, habe Laura lautstark vor allen gesagt, dass sie doch nicht mit „der da" aufs Zimmer wolle, ob die andere das wirklich geglaubt habe? Dann habe sie gelacht und ein paar andere mit ihr. Alle hätten Frau C. in diesem Moment angeschaut. Sie habe dann nehmen müssen, was noch übrig gewesen sei, habe sich sehr abgelehnt gefühlt, so als sei sie irgendwie komisch und nicht in Ordnung. Auf dem Konzert habe sie genau dieses Gefühl auch gespürt.

Imaginatives Überschreiben

Eine gezielte Intervention zur Bearbeitung solcher belastenden biografischen Erfahrungen stellt das imaginative Überschreiben dar. Es ist dann indiziert, wenn negative Emotionen in einer Situation wie dem oben geschilderten Konzertbesuch von Frau C. unangemessen erscheinen *und* einen plausiblen biografischen Bezug haben (Seebauer & Jacob, 2021). Bezogen auf Selbstwertprobleme bedeutet dies: Sind die negativen Emotionen selbstwertrelevant (z.B. Scham, Schuld oder Wertlosigkeit) oder behindern sie ein gesundes, selbstbewusstes oder selbstfürsorgliches Verhalten, kann es hilfreich sein, diese Erinnerungen in der Therapie zu bearbeiten.

Beim imaginativen Überschreiben wird die Erinnerung zunächst möglichst lebendig in die Vorstellung gerufen und damit verbundene Gefühle evoziert. In einem zweiten Schritt werden die mentalen Bilder verändert, sodass sie emotional positiver erlebt und wichtige Bedürfnisse des damaligen Ichs gestillt werden (Seebauer & Jacob, 2021). Dies wird zum Beispiel dadurch erreicht, dass eine Helferfigur das Bild betritt und dafür sorgt, dass das damalige Ich geschützt oder versorgt wird. Bei der Helferfigur kann es sich um die erwachsene Patientin handeln oder ein anderes Helferwesen, der Fantasie sind keine Grenzen gesetzt. Zentral ist, dass die Patientin eine andere emotionale Erfahrung macht. Für das Beispiel von Frau C. ist das Vorgehen im Folgenden beschrieben.

Beispiel: Frau C. – Imaginatives Überschreiben einer selbstwertrelevanten Erinnerung

Frau C. imaginiert die Situation, in der die Zimmer bei der Klassenfahrt verteilt werden. Sie spürt sehr intensiv, wie ihr 15-jähriges Ich voller

Scham und Überraschung vor ihren Klassenkameraden steht. Die Therapeutin leitet Frau C. nun an, als Ich von heute in die Situation von damals zu treten und unterstützt sie dabei, die Situation zu verändern, indem sie immer wieder fragt, was die erwachsene Frau C. tun möchte und was die jugendliche Frau C. brauche. Wenn Frau C. nichts einfällt, macht die Therapeutin Vorschläge. Die Situation wird dann wie folgt imaginativ über schrieben: Die Erwachsene positioniert sich sofort hinter der 15-Jährigen und legt ihr die Hand auf die Schulter. Sie sagt: „Ich bin bei dir". Sie empfindet großen Ärger darüber, wie die 15-Jährige behandelt wird und weist Laura scharf zurecht. Sie erklärt den Mitschülerinnen und Mitschülern, wie gemein dieses Verhalten sei und wie sich die jugendliche Frau C. fühle. Darauf bieten ein paar andere Mädchen einen Platz in ihrem Zimmer an, sodass Frau C. sich einen aussuchen kann. Sogar Laura entschuldigt sich kleinlaut. Die erwachsene Frau C. begleitet die Mädchen auf das Zimmer. Weil die Erwachsene so coole Klamotten anhat, wird ihr junges Ich von den anderen richtig beneidet. Das jugendliche und das erwachsene Ich nehmen sich zum Abschied noch einmal fest in die Arme. Die Jugendliche ist jetzt fröhlich und aufgekratzt und freut sich auf den weiteren Verlauf der Klassenfahrt.

4.2.6 Kognitives Therapiekonzept nach Fennell

Therapiekonzept bei Selbstwertproblemen

Melanie Fennell (1997, 2016) hat ein vollständiges, auf die Veränderung geringen Selbstwerts zielendes, kognitiv-verhaltenstherapeutisches Therapiekonzept vorgelegt, welches unabhängig von der Art der primären psychischen Störung und auch bei Vorliegen hoher Komorbiditäten umgesetzt werden kann, sofern diese auf Selbstwertprobleme zurückgeführt werden können. Es gibt bislang leider keine deutsche Übersetzung. Eine Anwendung auf Grundlage der folgenden zusammenfassenden Darstellung ist aufgrund der Verwendung etablierter kognitiver Techniken unserer Erfahrung nach dennoch gut möglich. Das als Selbsthilfebuch konzipierte Therapierational (Fennell, 2016) ist mit seinen vielfältigen Beispielen und Therapiematerialien darüber hinaus sehr empfehlenswert.

Ausgangspunkt des therapeutischen Vorgehens ist das in Kapitel 1.3.6 vorgestellte Störungsmodell, welches in verhaltenstherapeutischer Tradition zwischen Entstehung und Aufrechterhaltung geringen Selbstwerts unterscheidet. In Abbildung 5 ist es erneut dargestellt. Dabei wurden zusätzlich Ansatzpunkte der Behandlung ergänzt (Kästchen mit der Beschriftung 2 bis 6). Sie entsprechen den therapeutischen Schritten 2 bis 6 des Vorgehens nach Fennell, das im Folgenden beschrieben wird. Der erste Schritt (Erarbeitung eines individuellen Modells) ist hier nicht enthalten.

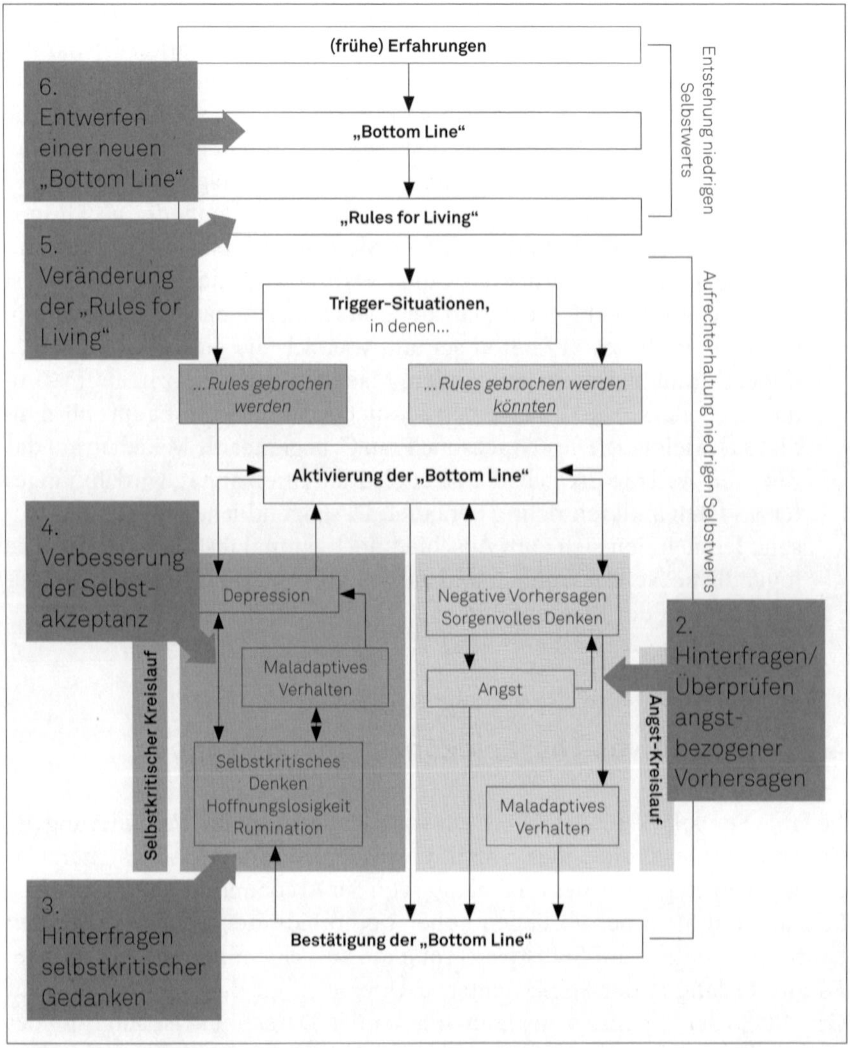

Abbildung 5: Das kognitive Modell nach Fennell mit Ansatzpunkten für die Behandlung

Sechs Behandlungsabschnitte

Das konkrete Vorgehen nach Fennell umfasst sechs Schritte, die drei Oberthemen zugeordnet werden können (vgl. Kasten).

Abschnitte der Behandlung

Oberthema: Psychoedukation und Informationsvermittlung
1. Erarbeiten eines individuellen Störungsmodells

Oberthema: Bearbeitung der aufrechterhaltenden Bedingungen
2. Hinterfragen und Überprüfen angstbezogener Vorhersagen

3. Hinterfragen selbstkritischer Gedanken
4. Verbesserung der Selbstakzeptanz

Oberthema: Bearbeitung der für niedrigen Selbstwert prädisponierenden Faktoren

5. Verändern der Rules for Living
6. Entwerfen einer neuen Bottom Line

Aufrechterhaltende Bedingungen zuerst

Die im Modell enthaltenen aufrechterhaltenden Bedingungen werden in der Therapie zuerst adressiert und verändert. Dies entspricht zum einen der in der Verhaltenstherapie üblichen Reihenfolge, zum anderen lässt sich hier an konkreten und leichter identifizierbaren Gedanken, Gefühlen und Verhaltensweisen im Alltag anknüpfen. Die Bearbeitung sollte an dieser Stelle jedoch nicht stehen bleiben, ähnlich dem Umgang mit Unkraut im Garten, das für eine nachhaltige Entfernung nicht nur abgeschnitten, sondern mit Wurzeln herausgerissen werden sollte (Fennell, 2016, S. 246). Daher empfiehlt Fennell abschließend dringend eine bewusste und strukturierte Bearbeitung der Bottom Line und der Rules for Living.

Reihenfolge der Behandlungsabschnitte

Die vorgestellte Abfolge der Behandlungsabschnitte ist nicht starr, da sich auch im Anfangsverlauf schon Verwertbares für die spätere Arbeit (z. B. Identifikation und Hinterfragen der Bottom Line) ergeben kann. Allerdings wird empfohlen, dies zunächst nur zu markieren, Achtsamkeit und eine metakognitive Perspektive zu fördern und später wieder aufzugreifen, wenn Patientinnen besser trainiert sind, diese zentralen Überzeugungen auch zu verändern.

Der erste Schritt besteht darin, gemeinsam mit der Patientin ein individuelles Modell zu entwerfen und begleitend zu sämtlichen folgenden Behandlungsabschnitten immer wieder zu ergänzen und zu modifizieren. Hinweise zum Erarbeiten eines solchen Modells finden sich im folgenden Kasten.

Hinweise zum Erarbeiten des individuellen Störungsmodells

- *Einfach beginnen.* Fennell empfiehlt, mit einfachen Elementen zu beginnen, die idealerweise die Problematik spiegeln, mit denen die Patientin in die Therapie kommt – dies sind in der Regel die aufrechterhaltenden Teufelskreise. Gerade in der Eingangsphase der Therapie, wenn Patientinnen häufig sehr belastet sind, macht es wenig Sinn, das Modell in seiner ganzen Komplexität auf einmal zu erarbeiten.
- *Modell als Entwurf.* Das individuelle Modell ist immer als dynamisch zu betrachten – manchmal müssen erste Hypothesen wieder verworfen oder bestimmte Aspekte können erst zu einem späteren Zeitpunkt vertieft werden. Es ist auch möglich, dass Lücken bleiben, da das Leben eines Menschen eben nicht so einfach auf ein Diagramm reduziert werden kann. Es kann hilfreich sein, das Modell am Flipchart zu notieren

und immer wieder zu ergänzen, wenn neue Zusammenhänge in der Therapie klar geworden sind oder die Patientin selbst Beispiele aus ihrem Alltag benennen kann.

- *Kognitive Verzerrungen beachten.* Dass Patientinnen kognitiven Verzerrungen unterliegen, kann auch bei der gemeinsamen Arbeit am Modell deutlich werden. Sagt die Therapeutin etwa „Aha, Ihre Erfahrungen haben also dazu geführt, dass Sie von sich selbst als inkompetent denken", hört die Patientin möglicherweise „Sie sind inkompetent!" und zieht sich (nonverbal) zurück oder vermeidet den Blickkontakt. Dazu kann es gerade zu Beginn einer Therapie kommen, wenn Patientinnen in der Regel noch nicht geübt darin sind, beobachtend auf Gedanken und Bewertungen zu schauen, ohne damit zu verschmelzen. Solche Missverständnisse müssen aufgedeckt und in freundlicher Weise adressiert werden.
- *Plausibilität überprüfen.* Es ist wichtig, die Plausibilität eines Modells immer wieder zu überprüfen, indem man zurücktritt und sich z. B. fragt: Hätte auch ich vor dem Hintergrund solcher biografischen Erfahrungen eine solche Bottom Line entwickelt, solche Vorstellungen von der Welt und anderen Menschen, solche „Rules for Living"? Habe ich eine plausible Vorstellung davon, wie der niedrige Selbstwert der Patientin aufrechterhalten wird, wie sich die Bestätigung der Bottom Line für die Patientin anfühlt, wie sie das erlebt, körperlich spürt oder welches Bild ihr dabei ins Bewusstsein kommt? Zudem sollte die Therapeutin prüfen, ob das Modell womöglich auch schwierige Situationen oder Auffälligkeiten in der Therapie erklärt, etwa unerledigte Hausaufgaben oder Schwierigkeiten, die Sitzung pünktlich zu beenden oder Erfolge aufrechtzuerhalten.

Arbeitsblätter

Für die konkrete Arbeit mit der Patientin haben wir im Anhang Arbeitsblätter bereitgestellt, die die beiden Bereiche Prädisposition und Aufrechterhaltung abbilden. Das Arbeitsblatt „Persönliches Modell: Entstehungsbedingungen" (vgl. Seite 136 im Anhang) lädt dazu ein, die persönlichen Entstehungsbedingungen sowie die daraus resultierenden Grundannahmen (Bottom Line) und Lebensregeln (Rules for Living) einzutragen. Unserer Erfahrung nach sollten diese Inhalte gemeinsam in der Therapie erarbeitet werden.

Das Arbeitsblatt „Persönliches Modell: Faktoren der Aufrechterhaltung" (vgl. Seite 137 im Anhang) kann hingegen auch als Hausaufgabe bearbeitet werden. Darin werden im Sinne einer Verhaltensanalyse Faktoren gesammelt, die dann mit den Teufelskreisen des Modells nach Fennell in Verbindung gebracht werden können. Zur Erleichterung der Hausaufgabe lassen sich im Anhang auch zwei Beispiele finden, die ein ausgefülltes Arbeitsblatt „Persönliches Modell: Faktoren der Aufrechterhaltung" zeigen und zur Orientierung den Patientinnen mitgegeben werden können (vgl. Seite 138 und 139).

Die nächsten Schritte setzen vorwiegend an den aufrechterhaltenden Bedingungen an und umfassen klassisch verhaltenstherapeutische Techniken zur

Identifikation und Modifikation dysfunktionaler Kognitionen sowie Verhaltensexperimente. Sie werden ergänzt um Interventionen, die gezielt die Selbstakzeptanz verbessern, die also weniger auf den Abbau dysfunktionalen, als auf den Aufbau funktionalen Verhaltens abzielen.

Kognitive Interventionen

Die Patientin arbeitet im Wesentlichen in jedem dieser Behandlungsabschnitte bis auf den vierten Abschnitt zur Verbesserung der Selbstakzeptanz mit den im Folgenden beschriebenen Interventionen der kognitiven Therapie.

a. *Bewusstsein schaffen („Awareness“):* Die Patientin wird angeleitet, sich kognitive Inhalte und Verhaltensweisen bewusst zu machen, diese achtsam wahrzunehmen und schriftlich zu protokollieren. Hinweise auf wichtige Denkinhalte sind starke Gefühle im Alltag, genutzt wird ein an die 3-Spalten-Technik angelehnter Beobachtungsbogen (Behandlungsabschnitte 2 und 3). Da es in den Behandlungsabschnitten 5 und 6 um die Identifikation grundlegenderer Überzeugungen geht, die der Reflexion nicht sofort zugänglich sind, wird hier beispielsweise auch die Pfeil-Abwärts-Technik eingesetzt. Bei dieser werden Grundüberzeugungen identifiziert, indem in Bezug auf eine geäußerte Befürchtung oder einen automatischen Gedanken immer wieder nachgefragt wird, was dies für die Selbstbewertung der Patientin bedeuten würde.
b. *Hinterfragen („Rethinking“):* Die Patientin trainiert, Gedanken und Überzeugungen, die sich als nicht hilfreich erweisen, nicht als „Wahrheit“ anzusehen, sondern kritisch zu hinterfragen. Mittels etablierter Techniken der kognitiven Therapie (z. B. Informationen über Denkfehler) findet und notiert sie eine alternative Formulierung (5-Spalten-Technik). In den Behandlungsabschnitten 4 und 5 kann ergänzend auf einer allgemeineren Ebene reflektiert werden, welche Auswirkungen es auf das Leben der Patientin hat, nach diesen Regeln oder Überzeugungen zu handeln (und welche Vorteile eine Modifikation mit sich bringt).
c. *Verhaltensexperimente:* Wie eine Wissenschaftlerin überprüft die Patientin in ihrem Alltag, ob alternative Denkweisen hilfreich sind, in einem besseren Kosten-Nutzen-Verhältnis stehen und zu welchem Ergebnis ein verändertes Handeln führt. Eine sorgfältige Planung (Was genau möchte ich in Situation X versuchsweise anders machen als sonst?) und eine Operationalisierung der abhängigen Variablen (Woran und wie will ich messen, was mein Verhalten bewirkt?) sind zentral. In der Regel sind mehrere Verhaltensexperimente notwendig. Das folgende Beispiel für die aus Kapitel 1.3.6 bekannte Patientin Frau P. zeigt, wie ein Verhaltensexperiment geplant werden kann. Geht es um die Überprüfung allgemeinerer Überzeugungen (z. B. der alternativen Bottom Line: „Ich bin okay“) müssen Experimente dennoch auf konkrete Alltagssituationen bezogen werden: „Mal angenommen, meine neue Bottom Line ist korrekt – wie würde ich mich dann in Situation X verhalten? Das probiere ich jetzt aus ...“).

Beispiel: Frau P. – Planung eines Verhaltensexperiments

Th.: Frau P., wir haben herausgearbeitet, dass Sie häufig erwarten, andere würden Sie langweilig finden, sich nicht für Sie interessieren oder Sie sogar ablehnen oder verachten [Befürchtung]. Das war auch so, als Sie neulich mit Ihrem Mann bei der Abendveranstaltung waren, bei der Sie keinen der Anwesenden kannten.

Frau P.: Ja, und dann ziehe ich mich immer sehr zurück, trete richtiggehend in den Hintergrund und bringe mich selbst gar nicht ins Gespräch ein, was mir mein Mann später vorwirft [tatsächliches Verhalten]. Es hat mir eben sehr geholfen, dass wir gemeinsam festgestellt haben, dass ich mir vielleicht einfach angewöhnt habe, so zu denken – das liegt ja auch an meiner Kindheit – dass ich aber gar keine handfesten Beweise dafür habe, dass die anderen mich wirklich ablehnen. Das ist ja auch sinnvoll, sie kennen mich ja gar nicht [Hinterfragen]. Aber ich kann mir wirklich kaum vorstellen, dass sich einer von denen für mich interessiert ...

Th.: Lassen Sie es uns herausfinden – mit einem Experiment. Wir haben ja schon darüber gesprochen, dass dies ein wichtiger Teil der Therapie ist: dass Sie selbst ausprobieren, was passiert, wenn Sie sich anders verhalten. Sie haben ja nächste Woche wieder eine solche Abendveranstaltung mit Ihrem Mann. Was möchten Sie diesmal ausprobieren? *(regt genaue Planung an)* [Experimente]

Frau P.: Hm, ich könnte auch mal eine Frage stellen oder als Erste was sagen. Puh, das ist ganz schön schwer ... Ich weiß gar nicht, was ich die Leute da fragen könnte.

Th.: Selbst eine Frage zu stellen, finde ich eine gute Idee. Was glauben Sie sind denn so klassische Themen für Small Talk, wenn man sich nicht kennt?

Frau P.: Hm, ich könnte fragen, ob sie eine weite Anfahrt hatten oder ein Kompliment zur Kleidung machen. Ja, das kann ich mir vorstellen. Und ich möchte darauf achten, dass ich nicht so nach hinten trete, sondern aufrecht stehen bleibe und mich vielleicht etwas vorneige ...

Th.: Prima, das ist ein guter Plan. Vielleicht ergeben sich über den Abend ja sogar mehrere Gesprächssituationen und Sie können mehrere Experimente machen. Ich bin gespannt, was Sie erleben! Aber halt, woran messen Sie denn, was das Ergebnis ist? *(Ergebniskriterien operationalisieren)*

Frau P.: Ich könnte darauf achten, ob die mir antworten und wie lange ich mich mit denen unterhalte.

Th.: Das hört sich gut an. Vergessen Sie nicht, sich im Anschluss zu notieren, was Sie aus Ihren Experimenten lernen *(Fazit ziehen)*, das können wir uns dann gerne in der nächsten Sitzung auch noch einmal gemeinsam anschauen ...

Aufbau funktionaler Denk- und Verhaltensweisen

Auch Behandlungsabschnitt 4 (Verbesserung der Selbstakzeptanz) ist auf eine Veränderung des selbstkritischen Kreislaufes ausgerichtet. Hier geht es jedoch nicht um den Abbau und die Modifikation dysfunktionaler, sondern um den Aufbau funktionaler Denk- und Verhaltensweisen, daher unterscheiden sich die Methoden. Erneut unterteilt Fennell das Arbeiten in drei Schritte: Zunächst geht es darum, positive Eigenschaften an sich zu erkennen *(Recognising)*, beispielsweise, indem man eine Liste anfertigt oder nahestehende Menschen befragt – und gleichzeitig auf der Hut ist vor selbstkritischen Gedanken. Dass diese gleichsam automatisch ins Bewusstsein poppen, ist nicht zu verhindern, „but you can learn to treat them with less respect" (Fennell, 2016, S. 199) – Patientinnen können lernen, sie weniger ernst zu nehmen. Im zweiten Schritt werden die positiven Eigenschaften konkretisiert, in dem man sich auf lebendige Weise Situationen ins Gedächtnis ruft, in denen diese in der Vergangenheit sichtbar wurden *(Reliving)*. Und im dritten Schritt *(Recording)* geht es darum, sie zu bemerken und zu protokollieren, sobald sie im Hier und Jetzt auftreten, beispielsweise durch ein „positives Tagebuch".

Zusätzlich zur Arbeit an den aufrechterhaltenden Faktoren betont Fennell die Wichtigkeit der Bearbeitung der prädisponierenden Faktoren. Im Rahmen ihres Modells werden sie als Grundüberzeugungen (Bottom Line) und Lebensregeln (Rules for Living) bezeichnet. Auch bei dieser Arbeit werden grundsätzlich klassische verhaltenstherapeutische Techniken verwendet, vor allem kognitive Techniken. Bezogen auf die Inhalte dieser Abschnitte werden hier Interventionen eingesetzt, die diese grundsätzlichen Haltungen und Einstellungen explizieren, wie z. B. die Pfeilabwärts-Technik.

Beispiel: Frau P. – Pfeilabwärts-Technik

Th.: Frau P., wir haben uns nun schon einige der für Sie schwierigen Situationen angesehen und Sie haben ja auch schon begonnen, Ihr Verhalten und Ihre Gedanken in den Situationen zu verändern. Ich würde mir heute gern anschauen, was das eigentlich für Gedanken sind, die Ihnen so zu schaffen machen. In Ordnung?

Frau P.: Ja, können wir machen.

Th.: Ein Gedanke, der nun schon häufiger auftauchte, war „Ich bin uninteressant", richtig?

Frau P.: Ja, den kenne ich sehr gut. Der Gedanke ist eigentlich immer da.

Th.: Ich würde gern fragen, was das für Sie bedeutet, wenn Sie denken „Ich bin uninteressant."

Frau P.: Na, dass ich nichts zu bieten habe.

Th.: Hm, und was bedeutet das für Sie, dass Sie nichts zu bieten haben?

Frau P.: Na, ich denke, jeder Mensch muss doch was zu bieten haben. Einen Menschen, der nichts zu bieten hat, den braucht doch eigentlich keiner.

Th.: Also, eigentlich denken Sie nicht nur, dass Sie uninteressant sind, sondern dass Sie im Grunde von niemandem gebraucht werden?

Frau P.: Ja, schon. Ich denke schon öfter, dass ich eigentlich auch gut weg sein könnte.

Th.: Was bedeutet es für Sie, dass Sie sich so als verzichtbar erleben?

Frau P.: Na, das ist natürlich ein ziemlich schreckliches Gefühl. Eigentlich bin ich ja gar nichts wert.

Th.: Ihr Gedanke „Ich bin uninteressant" hat also eine ganze Reihe von Folgegedanken, die letztlich darin münden, dass Sie als Mensch gar nichts wert sind, habe ich das so richtig verstanden?

Frau P.: Hm, ja.

Th.: Dann verstehe ich auch sehr gut, warum es für Sie so unglaublich schwer ist, sich in Situationen zu begeben, in denen der Gedanke auftreten könnte, dass Sie uninteressant sein könnten. Sich nicht wertvoll zu fühlen, ist ja ein sehr unangenehmes Gefühl. Lassen Sie uns gemeinsam schauen, was es mit diesem Gedanken auf sich hat, in Ordnung?

Arbeit an Lebensregeln

Auf ähnliche Weise sollen auch die Lebensregeln identifiziert, hinterfragt und modifiziert werden. Sowohl bei den Grundüberzeugungen als auch bei den Lebensregeln sollte immer auch beachtet werden, ob und welche positiven Aspekte diese Annahmen und Regeln vielleicht gehabt haben. Die Grundhaltung dazu ist, dass sich Annahmen und Regeln entwickelt haben, weil sie damals sinnvoll waren – aber heute zu Leiden führen und deswegen hinterfragt und geändert werden dürfen.

Übungsorientiertes Arbeiten

Fennell empfiehlt grundsätzlich ein intensives, übungsorientiertes Arbeiten (auch und vor allem zwischen den Sitzungen), um neue Denk- und Verhaltensweisen zu vertiefen. Sie weist auf die vielen Vorteile schriftlicher Notizen, Protokolle und Zusammenfassungen hin: Schwierige Gedanken nicht nur zu denken, sondern zu notieren, ermöglicht oft eine erste Distanzierung. Sich für die Arbeit am Selbstwert bewusst Zeit zu nehmen, sich hinzusetzen und Papier zu verbrauchen unterstreicht die Wertschätzung der eigenen Person.

Fazit

Die Arbeit mit dem Modell von Fennell nutzt aus dem Methodenkasten der Verhaltenstherapie vor allem kognitive Techniken sowie Verhaltensexperimente. Aber auch weitere verhaltenstherapeutische Interventionen kommen zum Einsatz. Durch das dazugehörige Modell, bei dem die Veränderungsschritte sinnvoll auf das Entstehungs- und Aufrechterhaltungsmodell zugeschnitten sind, kann der therapeutische Prozess gut strukturiert werden.

4.3 Spezifische Interventionen zur Förderung der Selbstakzeptanz und des Selbstvertrauens

Im Gegensatz zum vorangegangenen werden in diesem Kapitel Interventionen vorgestellt, die spezifisch auf die Förderung eines gesunden Selbstwerts ausgelegt und mit anderer Zielsetzung in der Regel nicht denkbar sind. Auf der Ebene der Wahrnehmung und Informationsverarbeitung geht es darum, systematische, in der Regel negative, kognitive Verzerrungen zu bearbeiten und eine ausgewogene Sichtweise der eigenen Person und ihrer Fähigkeiten zu fördern (vgl. Kapitel 4.3.1). Auf einer kognitiv-emotionalen Ebene fokussiert die Arbeit mit inneren Anteilen darauf, Selbstkritik zu reduzieren und sich selbst eine mitfühlende und gute Freundin zu sein (vgl. Kapitel 4.3.2). In Kapitel 4.3.3 geht es vorrangig auf der Verhaltensebene darum zu lernen, gut für sich zu sorgen. Klar ist, dass die vorgestellten Interventionen ineinandergreifen und miteinander kombiniert werden können und sollten.

4.3.1 Förderung einer ausgewogenen Sichtweise auf sich selbst

Wer über einen niedrigen Selbstwert verfügt und ein entsprechend negatives Selbstbild hat, findet in seiner Umgebung meist Belege, die damit im Einklang sind, interpretiert Erfahrungen in diese Richtung, speichert und ruft Erinnerungen entsprechend ab. Gegenteilige Belege oder Erfahrungen werden dagegen in der Informationsverarbeitung vernachlässigt.

Kognitive Verzerrungen

Solche systematischen Verzerrungen bei kognitiven Prozessen wie Aufmerksamkeit, Interpretation und Gedächtnis sind in der experimentellen Psychopathologie für verschiedene Störungsbilder vielfach belegt. Vor diesem Hintergrund wurden kurze Interventionen zur Verbesserung des Selbstwerts entwickelt, in denen eine positive Sichtweise der eigenen Person und ihrer Eigenschaften trainiert werden.

Funktionale Selbstbewertung verfügbarer machen

Anders als etwa bei der kognitiven Umstrukturierung (vgl. Kapitel 4.3.2) versucht die Therapeutin nicht, die dysfunktionale oder verzerrte Bewertungen der Patientin zu schwächen oder zu hinterfragen, sondern funktionale Selbstbewertungen verfügbarer zu machen. So soll eine in der Summe *ausgewogene* Sichtweise auf sich selbst gefördert werden.

4.3.1.1 Competitive Memory Training for Low Self-Esteem (COMET)

Competitive Memory Training

Für das Competitive Memory Training for Low Self-Esteem (COMET) der Arbeitsgruppe von Kees Korrelboom wurden vergleichsweise viele Evaluationsstudien über verschiedene psychische Störungen hinweg durchgeführt (vgl. auch Kapitel 5). Sie bescheinigen COMET eine gute Wirksamkeit, sodass wir das Vorgehen bei COMET im Folgenden ausführlich beschreiben. Bislang liegt das Manual leider nur in niederländischer Sprache vor. Die folgende, zusammenfassende Darstellung basiert auf einer unveröffentlichten Übersetzung ins Englische (Korrelboom, persönliche Kommunikation, 12.09.2020).

COMET ist indiziert bei Patientinnen, die sich selbst negativ und übermäßig kritisch betrachten und bewerten, aber ein Mindestmaß an Distanz aufweisen – das heißt, irgendwie ahnen, dass diese Sichtweise übertrieben und nicht immer korrekt ist. Das Ziel von COMET ist, dies auch in emotionaler Hinsicht spürbar zu machen. Dabei geht es nicht darum, dass Patientinnen lernen sollen, sich „über den grünen Klee" zu loben, sondern dass eine ausgewogene Sichtweise trainiert werden soll. Integriert werden sollen auch glaubhaft positive Aspekte des eigenen Selbst, die bisher vernachlässigt oder übersehen wurden.

Intensives tägliches Üben

Die Intervention lässt sich in fünf Schritte unterteilen. Ab dem dritten Schritt sollte zwischen den wöchentlichen Sitzungen täglich intensiv, mindestens für 30 Minuten, geübt werden. Die Bereitschaft dazu ist eine wichtige Voraussetzung für das Programm, denn nachvollziehbarerweise benötigt die Veränderung eines über Jahre entwickelten und verfestigten Selbstbildes Zeit und Engagement.

COMET: Ablauf und therapeutische Hausaufgaben

Schritt 1: Negatives Selbstbild identifizieren. Hier gilt es, in einem kurzen, prägnanten Satz zu beschreiben, welches Bild die Patientin von sich selbst hat, z. B. „Ich bin wertlos" oder „Ich bin hässlich". Zur Exploration eines solchen Selbstbilds, das für die Patientin zunächst recht ungewohnt oder schwer zu benennen sein könnte, ist es empfehlenswert, klassische Themenfelder zu beleuchten: z. B. Aussehen, Erfolg, Intelligenz, Kontakte mit anderen Menschen. Das Selbstbild sollte klar als solches erkennbar sein und nicht mit anderen negativen Beschreibungen (z. B. „Ich werde von anderen immer schlecht behandelt", „Niemand mag mich") oder Tatsachen (z. B. „Ich bin dick" bei deutlichem Übergewicht) verwechselt werden. Hinter diesen Beschreibungen kann sich ein negatives Selbstbild verbergen (z. B. „Ich bin nicht liebenswert, weil ich dick bin oder weil andere mich schlecht behandeln"), das entsprechend herausgearbeitet werden muss. In der Hausaufgabe sollte vertieft werden, ob es wirklich gelungen ist, die zentrale negative, auf das eigene Selbst bezogene Vorstellung herauszuarbeiten und ggf. Alternativen zu suchen.

Schritt 2: Neues, positives Selbstbild benennen. Die Patientin wird nun angeleitet, nach Merkmalen oder Eigenschaften zu suchen, die dem negativen Selbstbild entgegengesetzt sind. Lautet das negative Selbstbild z. B. „Ich bin langweilig", sollte sie nach Belegen dafür suchen, dass sie nicht langweilig ist. Hierbei ist darauf zu achten und ggf. darauf hinzuweisen, dass Denkfehler (z. B. Schwarz-Weiß-Denken) und unangemessene Vergleichsobjekte die Wahrnehmung verzerren: „Wenn ich nicht so unterhaltsam bin wie Harald Schmidt, bin ich langweilig." Gelingt eine *korrigierende* Sichtweise („Möglicherweise gibt es einige Hinweise darauf, dass ich nicht langweilig bin – ich bin ausreichend interessant!") nicht, kann auf eine *kompensatorische* Sichtweise ausgewichen werden, indem anderen Merkmalen, mit denen die Patientin zufrieden ist, mehr Aufmerksamkeit geschenkt wird: „Vielleicht bin ich langweilig. Dafür bin ich intelligent und komme gut mit anderen Menschen klar, das sind schöne Eigenschaften, die den langweiligen Anteil ausgleichen." Es gilt, sich jeweils nach der Patientin zu richten – was ist für sie glaubhaft, was nicht? Auch hier sind wieder Verzerrungen im Denken und Beurteilen zu beachten, Patientinnen sollten darauf hingewiesen werden, wenn sie mit zweierlei Maß messen, einem negativen Aspekt beispielsweise sehr viel Gewicht zusprechen und einem positiven Aspekt nur sehr wenig.

Als Hausaufgabe sollten so viele positive Aspekte und Beispiele wie möglich gefunden werden. Zu diesem Zweck kann die Patientin auch alte Fotos oder Aufzeichnungen betrachten oder Freunde und Familienmitglieder fragen. Notiert werden sollte alles, bei dem die Patientin vom Kopf her nachvollziehen kann: „Ja, das ist in der Tat positiv an mir" – Es muss sich für sie jedoch noch nicht so anfühlen.

Schritt 3: Konkrete Beispiele für das neue, positive Selbstbild finden. Nun wird alles notiert, was in Widerspruch zu dem negativen Selbstbild steht und das neue Selbstbild unterstützt, sei es in das negative Selbstbild korrigierender oder kompensierender Form. Dabei dürfen auch Belege aus der Vergangenheit berücksichtigt werden („... als ich in der 11. Klasse zur Klassensprecherin gewählt wurde"). Zentral ist, nicht allgemeine Belege („Ich bin eine gute Mutter") zu notieren, sondern eine Vergegenständlichung zu fördern, damit diese Belege bei der Patientin gleichsam „hängen bleiben", Spuren hinterlassen. Dies kann in kleinen Anekdoten erfolgen (z. B. „Als mir meine Tochter damals im April vor dem Schlafengehen erzählt hat, wie sie sich mit ihrer besten Freundin gestritten hat, und ich ihr zugehört habe, sie getröstet habe und wir dann gemeinsam überlegt haben, wie sie das mit der Freundin klären kann."). Es ist empfehlenswert, den Punkt, an dem die positive Eigenschaft oder Leistung besonders spürbar wird, herauszuarbeiten (z. B. „Der Moment als ich gemerkt habe, dass sie erleichtert ist und sich in meinen Arm gekuschelt hat.").

Als Hausaufgabe soll diese Übung vertieft und wiederholt werden, für mindestens 30 Minuten pro Tag. Es ist wichtig, die Patientin dafür zu motivieren

(z. B. „Sie haben Jahre gebraucht, sich davon zu überzeugen, dass Sie nicht in Ordnung sind. Wenn Sie das jetzt verändern wollen, braucht das Zeit!").

Schritt 4: Das neue, positive Selbstbild spürbar machen. Nun werden verschiedene Techniken eingesetzt, um das neue, positive Selbstbild spürbarer zu machen: Mittels einer *Imagination* kann sich die Patientin in eine konkrete Situation zurückversetzen, die mit dem positiven Selbstbild verbunden ist. Sie kann *positive Selbstverbalisationen* nutzen, eine bestimmte *Körperhaltung* oder *Mimik* (z. B. aufrecht, Schultern nach unten, ein leichtes Lächeln auf den Lippen). Ziel einer jeden Technik ist es, die Gefühle und Empfindungen, die mit dieser Aktivierung des positiven Bildes einhergehen, wahrzunehmen und zu spüren. Korrelboom et al. empfehlen auch den gezielten Einsatz von *Musik*, etwa eines ganz bestimmten Stückes, da Musik bei vielen Menschen Gefühle auslösen kann. Die Musik sollte mit dem positiven Selbstbild, der positiven Selbstverbalisation oder der positiven Körperhaltung gekoppelt werden. Die Patientin sollte in Vorbereitung des nächsten Schrittes die Musik innerlich zunächst mitsingen oder summen, in der Folge auch ohne die Musik äußerlich zu hören.

Hier schließt sich erneut eine intensive Übungsphase zu Hause an. Die Autoren empfehlen, nicht am Stück, sondern mindestens sechsmal täglich für fünf Minuten zu üben: das positive Selbstbild evozieren, spüren und wieder ziehen lassen, dann erneut evozieren – bis die fünf Minuten vorüber sind.

Schritt 5: Das negative und das positive Selbstbild kombinieren. Dieser Schritt erfolgt erst, wenn sich tatsächlich relativ zuverlässig ein positives Gefühl durch das Evozieren des neuen Selbstbilds einstellt. Ziel ist es, dieses neue Selbstbild so stabil zu machen, dass es durch tägliche Ereignisse nicht erschüttert werden kann (Schritt 5a) oder dass das alte, negative Selbstbild, sollte es aktiviert werden, rasch entkräftet werden kann (Schritt 5b).

In Schritt 5a wird zunächst eine Übersicht klassischer Auslöser für das negative Selbstbild erstellt, diese werden dann hierarchisiert. Nun wird das positive Selbstbild mittels der unter Schritt 4 eingeübten Techniken evoziert und gleichzeitig imaginativ mit der leichtesten der Auslöse-Situationen gekoppelt. Ziel ist es, neue Verbindungen zwischen schwierigen Situationen und dem positiven Selbstbild zu schaffen. Erst wenn positive Gefühle in Bezug auf das eigene Selbst in der Auslöse-Situation zuverlässig aktiviert werden können, wird zur nächstschwierigeren Situation übergegangen. Damit soll die Wahrscheinlichkeit erhöht werden, dass das positive Selbstbild auch in realen Umständen abrufbar wird. Die Hausaufgabe sieht ein Training dieser Technik für mindestens sechs mal fünf Minuten täglich über eine Woche vor.

Schritt 5b umfasst das Erlernen einer „Erste-Hilfe"-Maßnahme für den Fall, dass das negative Selbstbild aktiviert wurde. Dafür sollten die unter Schritt 4 trainierten Techniken, insbesondere das innere, lautlose Summen der Musik und das (unauffällige) Einnehmen einer bestimmten Körperhaltung verfügbar sein. Wie in Schritt 5a wird nun zunächst die leichteste Auslöse-Situation imaginiert, anders als in Schritt 5a jedoch gefolgt von dem negativen Selbstbild. Geübt wird nun das Umschalten in das positive Selbstbild mittels der oben beschriebenen Techniken. Unterstützend kann sich die Patientin vorstellen, sie drücke einen Knopf auf der Fernbedienung oder verändere den Fokus einer Kamera von „negativ" auf „positiv". Das häusliche Training erfolgt analog.

Während evaluierte Interventionen wie COMET sehr bewusst und intensiv an einer ausgewogenen Sichtweise der eigenen Person arbeiten, eignen sich während einer Psychotherapie kleinere praktische Übungen, um quasi „im Vorbeigehen" eine positive Sichtweise auf sich selbst zu fördern.

4.3.1.2 Weitere Übungen zur Stärkung eines ausgewogenen Selbstbilds

Loberunde als Ritual

Als festes Ritual für die Therapiesitzung wird eine *Loberunde* eingeführt: Die Patientin wird gebeten, sich zu Beginn jeder Sitzung bezogen auf einen bestimmten Zeitraum (z. B. seit der letzten Therapiesitzung) selbst zu loben: Was hat sie gut gemacht, worauf hat sie sich eingelassen, was hat sie ausprobiert? Es ist empfehlenswert, dafür die explizite Formulierung „Ich lobe mich dafür, dass ..." verwenden zu lassen, um Verwässerungen vorzubeugen und ganz explizit einen positiven Blick auf sich selbst zu üben. Erfahrungsgemäß kostet es die meisten Patientinnen große Überwindung, ein Eigenlob auszusprechen – entsprechende Vorbehalte („Eigenlob stinkt!") sind in unserer Gesellschaft weit verbreitet. Vorher sollte besprochen werden, dass der Blick durchaus auch auf Kleinigkeiten gerichtet werden darf und soll – bei der Übung geht es nicht darum, unter „Erfolgsdruck" zu geraten und entsprechend zu liefern, sondern den Blickwinkel auf sich selbst zu verändern, was im Übrigen schwer genug ist. Die Therapeutin sollte alle Äußerungen verstärken, die sich auf Bemühungen und Anstrengungen der Patientin beziehen, nicht aber solche, die Glück, Zufall oder das Wohlwollen anderer bezeichnen (vgl. Beispiel).

Beispiel: Frau P. – Sich selbst loben

Frau P.: Ich lobe mich dafür, dass ich gestern mit meinem Mann einen netten Abend hatte. Er kam ausnahmsweise schon gegen sechs nach Hause und wir haben was gekocht und uns dann zusammen eine Serie angeschaut.

Th.: Das hört sich gut an. Sie haben mir ja berichtet, dass ihr Mann sonst sehr spät kommt und dass Sie sich so allein in der Wohnung oft sehr einsam fühlen. Was haben Sie denn dazu beigetragen, dass Sie gestern einen schönen Abend hatten?

Frau P.: Hm, dass er früher kam, lag ja daran, dass ein Termin bei ihm ausgefallen war, da hatte ich gar nichts mit zu tun. Er hat mich dann angerufen und ich habe gleich vorgeschlagen, dass wir zusammen kochen und hab auch noch Ingwer und Kokosmilch besorgt.

Th.: Ah! Dann loben Sie sich also dafür, dass Sie direkt einen Vorschlag gemacht haben und auch dafür gesorgt haben, dass der umgesetzt werden kann. Prima!

Manchmal äußern Patientinnen bei dieser Übung, sie hätten das Gefühl lediglich zu schauspielern, so zu tun, als ob, und sich gar nicht wirklich selbst zu loben. Dies zeigt keinesfalls, dass die Übung misslingt oder falsch umgesetzt wird – es ist nachvollziehbar, dass sich ein ungewohntes Verhalten erst einmal künstlich und fremd anfühlt. Die Therapeutin sollte die Patientin daher motivieren, das neue Verhalten eine ganze Weile lang wiederholt umzusetzen und zu beobachten, ob es mit der Zeit vertrauter und stimmiger wird.

Eine ähnliche Übung kann für zu Hause vereinbart werden, zum Beispiel ein *Tagebuch mit positivem Fokus* zu führen („Wofür möchte ich mich heute loben, wofür bin ich dankbar? Was habe ich heute gut gemacht?").

Erinnerungshilfen

Erinnerungskarten, z. B. für das Portemonnaie, Handy-Erinnerungen oder Apps können eingesetzt werden, um sich darauf zu besinnen, immer wieder die „positive Brille" aufzusetzen, z. B. für die nächsten fünf Minuten. Alternativ können Patientinnen sich vornehmen, diese kurze Übung in einer immer wiederkehrenden Situation auszuführen, z. B. beim Warten an der Supermarktkasse oder während einer Fahrt mit einer bestimmten Buslinie.

Freundliche Sätze auf Karteikärtchen

Eine weitere Möglichkeit, die Patientin zu unterstützen, besteht darin, konstruktive, freundliche, selbstbezogene Sätze auf farbige Karteikärtchen im Scheckkartenformat zu notieren: Was kann sie gut, worauf ist sie stolz, was mögen andere an ihr. Zunächst sollten fünf, später auch mehr dieser Kärtchen angefertigt werden. Das folgende Beispiel zeigt, wie solche Sätze formuliert werden können.

Beispiel: Frau B. – Formulierung freundlicher selbstbezogener Sätze auf Karteikärtchen

Frau B. (62 Jahre, Hausfrau) notiert in der Therapiesitzung mit Unterstützung ihrer Therapeutin die folgenden Sätze:

- „Ich kann gut und kreativ stricken."
- „Meine Freundinnen mögen mich als Gesprächspartnerin."
- „Ich habe schönes, dickes Haar."
- „Acht von zehn Dingen gelingen mir."
- „Ich darf Fehler machen."

Ins System „pumpen“

Ziel ist es nun, diese dem Selbstwert förderlichen Gedanken „verfügbarer“ zu machen, und zwar mittels der sogenannten *„Pump-Technik“* (Hautzinger & Pössel, 2017): Dabei wird eine seltene Handlung (das Lesen der Karteikarten) an eine häufige Handlung (z.B. etwas trinken, etwas zu essen in den Mund stecken, das Handy in die Hand nehmen) gekoppelt. Die Patientin bekommt nun die Aufgabe, jedes Mal, *bevor* sie die häufige Handlung ausführt, die Kärtchen hervorzuholen und – idealerweise laut – vorzulesen. Diese müssen also immer bei sich getragen werden. Entscheidend ist, die Kärtchen regelmäßig über einige Wochen zu benutzen und die konstruktiven Gedanken so lange ins System zu „pumpen“, bis sie automatisch verfügbar sind. In einem weiteren Schritt werden Klebepunkte als (zusätzliche) Erinnerungshilfe für das Durchlesen der Karten genutzt. Sie sollten dort angebracht werden, wo sie im Alltag immer wieder bemerkt werden, z.B. am Spiegel, der Kaffeetasse, am Lenkrad oder am Rand des Bildschirms. Ist die Patientin technisch ausreichend versiert, kann sie den PC-Bildschirmschoner oder den Sperrbildschirm ihres Handys mit entsprechenden Erinnerungsreizen (oder gar den freundlichen, selbstbezogenen Sätzen selbst) versehen.

4.3.1.3 Probleme bei der Durchführung

Für manche Patientinnen, gerade solche mit sehr tiefgreifenden Unsicherheiten und chronifizierten Selbstwertproblemen, ist es ein zu schwieriger Schritt, sich selbst „positiv“ zu bewerten. Eine solche Selbstbewertung steht in zu krassem Gegensatz mit ihrem Selbstbild, entsprechenden Grundüberzeugungen und habitueller Selbstabwertung. In diesen Fällen sollte eine andere Begrifflichkeit verwendet werden, um die Patientin ins Boot zu holen: Als Therapieziel kann beispielsweise vereinbart werden, auf eine *faire* Bewertung der eigenen Person, ihrer Eigenschaften und Fähigkeiten hinzuarbeiten. Vorab kann es hilfreich sein, zu thematisieren, dass Menschen mit geringem Selbstwertgefühl in der Regel sehr unterschiedliche Maßstäbe für die Bewertung ihrer selbst und anderer Personen anlegen. Um dies erfahrbar zu machen, kann die Therapeutin ihre Patientin auffordern, zunächst jeweils zwei gute Eigenschaften einer guten Freundin oder Bekannten zu benennen, bezüglich verschiedener Themenbereiche, etwa dem Umgang mit Mitmenschen, körperlichen Aspekten oder Beruf und Ausbildung. Dies wird schriftlich festgehalten und im Anschluss für die eigene Person wiederholt, wobei sich in der Regel eine deutliche Diskrepanz zeigt. Ziel ist es, dann einen „Waffenstillstand mit sich selbst“ zu schließen, das heißt, auch mal das Positive an der eigenen Person zu sehen, und nicht immer nur das Negative (Skill „Fairer Blick“, Bohus & Wolf-Arehult, 2013).

4.3.2 Externalisierung und Anteilsarbeit

Techniken der Externalisierung arbeiten verschiedene innere Anteile heraus und machen diese „sichtbar“, z. B. „das einsame Kind“ oder „der gesunde Erwachsene“ in der Schematherapie. In der Folge kann dann gezielt daran gearbeitet werden, den Einfluss bestimmter Anteile zu begrenzen bzw. zu fördern. Eine Arbeit mit inneren Anteilen kann die praktische Arbeit am Thema Selbstwert sehr erleichtern, da es oft um zwei gegenläufige Prozesse geht: Die Stärkung eines freundlichen, wohlwollenden, selbstfürsorglichen inneren Anteils und die Begrenzung eines selbstkritischen, selbstabwertenden oder übermäßig fordernden inneren Anteils. Die Externalisierung kann durch unterschiedliche Techniken erfolgen, durch stellvertretende Objekte (z. B. Figuren oder Stühle) oder imaginative Techniken. Externalisierungen sind gut geeignet, um die Achtsamkeit für bestimmte Gedanken zu fördern, wie das folgende Beispiel zeigt.

Stärkung des wohlwollenden Anteils

Beispiel: Frau D. – Erhöhung der Achtsamkeit und Distanzierungsfähigkeit durch Externalisierung

Bereits in den ersten therapeutischen Sitzungen mit Frau D., einer 34-jährigen Bürokauffrau, fiel auf, dass sie sich beständig negativ bewertete und kritisierte – direkt („Noch nicht mal das bekomme ich hin!“) oder indirekt („Auf dem Posten, auf dem ich sitze, müsste ich eigentlich in der Lage sein, das in maximal zwei Stunden zu erledigen!“). Dies wurde meist von einer entsprechenden Mimik und Modulation der Stimme (hart, gepresst, barsch) begleitet. Nachdem sie bei der Arbeit endlich mit einer Aufgabe begonnen hatte, die sie lange vor sich hergeschoben hatte – was über die letzten Sitzungen immer wieder Thema gewesen war – kommentierte sie das Lob der Therapeutin umgehend mit: „Naja, das hätte ich ja schon längst tun müssen. Und fertig bin ich auch noch nicht.“

Die Therapeutin meldete die selbstkritischen Äußerungen zunächst mehrmals zurück, was Frau D. gut annehmen konnte: „Ja, Sie haben recht, ich kritisiere mich ganz schön, aber ich kann mir gar nicht vorstellen, das nicht zu tun.“ Verschiedene Selbstbeobachtungsaufgaben zur Förderung von Achtsamkeit für diesen kritischen Anteil konnte Frau D. nicht umsetzen: „Ich merke es nicht, wenn ich das mache, es passiert so automatisch. Das war immer schon so.“ Daher wurde zunächst vereinbart, dass Frau D. oder die Therapeutin jedes Mal eine Klingel betätigten, wenn sich Frau D. während einer Therapiesitzung äußerlich erkennbar kritisierte oder abwertete. Es beeindruckte Frau D., wie häufig es klingelte, auch wenn sie sich für die Sitzung vorgenommen hatte, sich weniger zu kritisieren. In einem weiteren Schritt wurde eine Gestalt erarbeitet, die den selbst kritischen Anteil symbolisieren sollte: ein auf ihrer Schulter sitzender Papagei, dem Frau D. den Namen Franz gab. Dieser Papagei blies sich permanent auf, nörgelte ohne Unterlass und hackte ihr mit seinem scharfen Schnabel gleichsam in den Nacken. Frau D. empfand dieses Bild als sehr passend. Schrittweise gelang es ihr, ihre Achtsamkeit für selbstkritische Äußerungen zu steigern, indem sie sich zunächst rückwirkend fragte, wie Franz sich in einem bestimmten Zeitraum verhalten und was er so von sich gegeben hatte. So gewöhnte sie sich z.B. an, während der S-Bahn-Fahrt nach Arbeitsschluss in dieser Weise über den Tag im Büro nachzudenken. Schließlich war sie immer besser in der Lage, das Nörgeln von Franz rasch zu bemerken, häufig bereits in dem Augenblick, in dem es erfolgte. Sie berichtete, dass sie auf diese Weise das Gefühl hatte, „dass diese harte Stimme nicht mehr so in mir drin, sondern etwas weiter von mir entfernt ist". Schließlich gelang es ihr ab und zu, ihm zu sagen „Jaja, nörgel du nur!" und sich bewusst ihrer aktuellen Aufgabe zuzuwenden.

In Bezug auf die Arbeit am Selbstwert sollen im Folgenden zwei verschiedene, etablierte Varianten für die Arbeit mit inneren Anteilen näher dargestellt werden: das Arbeiten mit dem „wohlwollenden Begleiter", dem „inneren Kritiker" nach Potreck-Rose und Jacob (2003), sowie dem Aufbau eines „Compassionate Self" in der Compassion Focused Therapy nach Gilbert (2010).

4.3.2.1 Arbeiten mit dem „liebevollen/wohlwollenden Begleiter" und dem „inneren Kritiker"

Potreck-Rose und Jacob (2003) beschreiben, wie in der Therapie ein liebevoller Beobachter und wohlwollender Begleiter gewählt und konkret damit gearbeitet werden kann. Diese Figur repräsentiert denjenigen Persönlichkeitsanteil der Patientin, „der liebevoll auf die Person schaut, der mit Nachsicht und Milde ihr Denken, Fühlen und Handeln begleitet" (S. 120).

Repräsentation durch Symbol

Die Autorinnen empfehlen die konkrete Repräsentation durch ein Symbol, z.B. ein Stofftier. Ergänzend kommt eine zweite Figur hinzu, der „innere Kritiker": eine nörgelnde, antreibende, rechthaberische innere Stimme. Den meisten Patientinnen ist diese bereits vertraut und war womöglich bereits zuvor in der Therapie Thema geworden, etwa bei der Behandlung der primären Störung. Potreck-Rose und Jacob (2003) beschreiben eine häufige Dynamik, die darin besteht, dass Patientinnen als Reaktion auf den überhöhten Anspruch des Kritikers gar nicht erst mit einer Aufgabe anfangen, sondern sich verweigern oder aufschieben, mit der Gefahr einer Selbstabwertung und weiteren Schädigung ihres Selbstvertrauens. Es ist sinnvoll, diese Dynamik in der Therapie gemeinsam mit der Patientin herauszuarbeiten, eventuell kann auch ein weiterer innerer Anteil externalisiert werden, der „innere Faulpelz" (Potreck-Rose, 2014). Im Folgenden soll das konkrete Vorgehen beschrieben werden. Ob mit dem „wohlwollenden Begleiter" oder dem „inneren Kritiker" begonnen wird, bleibt der Therapeutin überlassen.

Einen liebevollen/wohlwollenden Beobachter und Begleiter wählen

Schritte des Vorgehens:

- *Zielsetzung erläutern:* Ausgangspunkt ist, dass es in einer Person unterschiedliche Persönlichkeitsanteile gibt, die unterschiedlich viel Einfluss auf das Denken und Handeln haben. In dieser Übung soll derjenige Anteil der Patientin näher kennengelernt werden, der liebevoll und wohlwollend auf sie schaut.
- *Symbol wählen:* Im Therapieraum sollte eine ausreichend große Menge an Handpuppen, Stofftieren oder weiteren Symbolen vorrätig sein, aus der die Patientin eines auswählt. Gegebenenfalls kann sie sich zu Hause eine weitere Figur suchen.
- *Namen oder Bezeichnung wählen:* Die Patientin tauft die Figur. Dabei ist darauf zu achten, dass der Name oder die Bezeichnung uneingeschränkt positiv konnotiert ist, beispielsweise durch ein entsprechendes Adjektiv, z. B. „mein wohlmeinender Freund", „mein liebevoller Begleiter". Wählt die Patientin einen Vornamen, so sollte es keine real existierende Person gleichen Namens geben (auch wenn es sich um eine positiv besetzte Beziehung handelt), damit der Ausgestaltung dieses Persönlichkeitsanteils nicht von vornherein Grenzen gesetzt sind.
- *Begegnung und Gespräche mit dem Begleiter im Therapieraum:* Die Therapeutin setzt den Begleiter auf einen Stuhl oder hält ihn der Patientin entgegen. Sie erläutert, dass es darum geht, sich selbst so zu begegnen, wie man sonst einem anderen begegnet. Sie regt die Patientin an, den Begleiter sprechen zu lassen oder stellt dem Begleiter selbst Fragen (die die Patientin aus Perspektive des Begleiters beantwortet). Inhaltlich kann z. B. darauf eingegangen werden, was der Begleiter empfindet oder denkt, wenn er wohlwollend auf die Patientin schaut oder wie diese es sich im Alltag leichter machen kann (vgl. Beispiel).
- *Vertiefung durch konkrete Übungen zu Hause:* Der liebevolle Blick auf sich selbst soll immer mehr zur Gewohnheit und zwischen den Therapiesitzungen auch eigenständig von der Patientin umgesetzt werden. Es gibt dafür eine Reihe konkreter Übungen, etwa den Begleiter einen Brief an sich schreiben zu lassen, morgens mit einem liebevollen Satz des Begleiters in den Tag zu starten oder sich im Laufe des Tages immer wieder zu fragen „Was würde mein liebevoller Begleiter jetzt sagen, wenn er mich so sieht, wie ich gerade bin, was ich gerade mache?" (Potreck-Rose & Jacob, 2003, S. 124–125).

Beispiel: Frau E. – Der weise Yoda als wohlwollender Begleiter

Frau E. ist 46 Jahre alt, arbeitet als Filialleiterin im Schreibwarenhandel und gerät dabei oft an ihre Grenzen. Sie hat aufgrund einer Schmerzstörung eine psychotherapeutische Behandlung aufgenommen. In dieser wird eine Arbeit mit inneren Anteilen begonnen. Dabei wählt Frau E. aus verschiedenen Figuren und Objekten einen Plüsch-Yoda (Figur eines

Lehrmeisters aus dem Science-Fiction-Epos „Krieg der Sterne") aus. Sie habe nicht lange überlegen müssen, da sie die Figur des Yoda schon immer gemocht habe und damit Weisheit, Stärke und eine liebevolle Unterstützung in Verbindung bringe. Sie nennt die Figur „mein liebevoller Yoda". In der Therapiesitzung wird der liebevolle Yoda auf einen Stuhl gegenüber von Frau E. gesetzt und ein erster Dialog initiiert, wobei die Therapeutin Frau E. immer wieder unterstützt:

Th.: Frau E., hier ist ihr liebevoller Yoda. Schauen Sie ihn an. Er schaut Sie auch an, was glauben Sie, möchte er Ihnen sagen?

Frau E.: Hm, ich weiß nicht, das ist irgendwie merkwürdig ...

Th.: Sie haben mir ja erzählt, dass Yoda weise ist und es gut mit Ihnen meint. Was möchte er Ihnen vielleicht gerade heute sagen, wo sie so abgekämpft von der Arbeit gekommen sind?

Frau E.: Hm, vielleicht dass ich echt viel arbeite und deshalb ja auch diese Schmerzen nicht loswerde?

Th.: *(verstärkt selektiv)* Ja, vielleicht sieht er das, dass Sie heute viel gearbeitet haben und dass das nicht einfach ist. Können Sie das mal so formulieren, dass der liebevolle Yoda Sie direkt anspricht?

Frau E.: Ich soll jetzt so tun, als ob ich der Yoda wäre?

Th.: Ja, genau, versuchen Sie es mal.

Frau E.: Also ... du, Nadine, du hast heute aber wieder viel gearbeitet. Du bist ganz müde und erschöpft.

Th.: Sehr gut, Frau E., was sagt der Yoda denn weiter? Wie denkt er darüber, liebevoll und weise, wie er ist?

Frau E.: ... Nadine, das macht mich traurig, dass das so ist, dass du in dieser Lage bist. Ich wünschte, du wärst diesen Job los und könntest deinem Körper mehr Pausen gönnen.

Th.: Prima. Gibt es vielleicht etwas, was der liebevolle, weise Yoda Ihnen rät, ganz konkret, für heute?

Frau E.: Nadine, es wäre gut, wenn du dich ausruhst nach der Therapiesitzung. Vielleicht solltest du das Bügeln heute sein lassen und dich in die warme Wanne legen.

Th.: Gut gemacht, Frau E.! Ich lege den Yoda jetzt erstmal wieder zur Seite ... Wie war das für Sie, so das erste Mal aus der Sicht von Yoda zu sich zu sprechen?

(...)

Nach unserer Erfahrung müssen nicht unbedingt reale Stofftiere oder Figuren eingesetzt werden, sondern der wohlwollende Begleiter kann auch imaginiert werden. Dafür sollte ausreichend Zeit eingeplant werden, sodass sich die Vorstellung mit vielen Details entwickeln kann. Auch die weiteren Übungsteile müssen dann entsprechend angepasst werden. Gegebenenfalls kann dies auch mit Übungen oder Vorgehensweisen aus der Compassion Focused Therapy (CFT) kombiniert werden (vgl. Kapitel 4.3.2.2).

Den inneren Kritiker identifizieren

Die Externalisierung und der sich anschließende Umgang mit einem kritischen inneren Anteil wird von Potreck-Rose und Jacob (2003) auf sehr ähnliche Weise beschrieben:

- *Zielsetzung erläutern:* analog zu oben
- *Namen oder Bezeichnung wählen:* Die Bezeichnung sollte klar ausdrücken, welche Rolle dieser Anteil im Leben der Patientin spielt, z. B. „Besserwisser“, „Innerer Antreiber“, „Kritiker“, „Teufel“. Wird ein Name gewählt, so ist auch hier darauf zu achten, dass es keine real existierende Person mit dem gleichen Namen gibt, die für die Patientin im Alltag eine Bedeutung hat.
- *Liste typischer Äußerungen erstellen:* Wann immer in der Therapie Bewertungen, Sätze oder Meinungen aufkommen, die dem selbstkritischen Anteil zuzuordnen sind, werden sie auf einer Liste gesammelt. Diese Liste kann Grundlage für eine weitere, kognitive Arbeit zu einem späteren Zeitpunkt sein (Auseinandersetzung mit Werten, Normen, Grundannahmen).
- *Distanzierung:* Es empfiehlt sich nicht, bereits in einer frühen Phase zu versuchen, den Kritiker argumentativ zum Schweigen zu bringen, denn anfangs wird dieser Kritiker stark sein, geschickt argumentieren und das letzte Wort haben. Das Ziel besteht vielmehr darin, ihm eine weniger tragende Rolle zuzuweisen, ihn auf der „inneren Bühne“ mehr an den Rand zu stellen. Dies soll auch darüber erreicht werden, dass gleichzeitig der wohlwollende Anteil mehr Beachtung und Stärkung erfährt.
- *Vertiefung durch konkrete Übungen:* Dem Kritiker soll in den Übungen nicht zu viel Raum gegeben werden. Meist reichen zeitlich begrenzte Selbstbeobachtungen. So kann die Patientin etwa darauf achten, welche Kommentare der Kritiker während einer bestimmten Tätigkeit oder innerhalb einer bestimmten Zeitspanne von sich gibt und diese schriftlich festhalten. In einer weiteren Übung kann mit Widerworten experimentiert werden: Wenn sich der Kritiker meldet – was lässt sich kurz und frech entgegnen?
- *Kritiker und wohlwollenden Begleiter in einen Dialog treten lassen:* Auch für den Kritiker kann eine Figur ausgewählt werden, die diesen Anteil symbolisiert. So können beide Anteile miteinander ins Gespräch gebracht werden. Evtl. übernimmt die Therapeutin den Part des wohlwollenden Begleiters, die Patientin den des inneren Kritikers. Ein solches Vorgehen kann jedoch dazu führen, dass die Patientin erlebt, was sie ohnehin aus ihrem Alltag gewohnt ist: dass der innere Kritiker die Oberhand behält. Daher ist zu empfehlen, einen solchen Dialog erst in einer späteren Therapiephase stattfinden zu lassen.

Auf den wohlwollenden Begleiter und den inneren Kritiker kann in der Therapie an geeigneter Stelle immer wieder Bezug genommen werden, etwa wenn es darum geht, bestimmte Aufgaben oder Übungen umzusetzen oder neue Verhaltensweisen auszuprobieren. Der Kritiker stellt häufig eine „innere Barriere“ für Verhaltensweisen dar, die dem Selbstwert zuträglich wären (vgl. Kapitel 4.3.3), während der wohlwollende Begleiter bei der Umsetzung anspornen und unterstützen kann. Die Therapeutin kann das Augenmerk darauf lenken, indem sie fragt:

Was würde sich Ihr wohlwollender Begleiter jetzt für Sie wünschen? Was würde er Ihnen raten?

4.3.2.2 Aufbau eines „Compassionate Self“

Ziel der Compassion Focused Therapy (CFT; Gilbert, 2010) ist die Stärkung des (Selbst-)Mitgefühls. Unserer Auffassung nach eignen sich einige Elemente der CFT sehr gut, um die Selbstakzeptanz und das Selbstvertrauen der Patientin zu fördern.

Drei Emotionsregulationssysteme

Gilbert (2010) bettet seine Interventionen zum Aufbau eines „Compassionate Self“, eines wohlwollenden und mitfühlenden inneren Anteils, in ein vereinfachtes Modell dreier Emotionsregulationssysteme ein: Gefühle wie Angst, Ärger und Ekel werden dem Bedrohungssystem („Threat“) zugeordnet, dessen zentrale Funktion unser Schutz und unsere Sicherheit sind. Das Anreiz- oder Antriebssystem („Drive“) sorgt für Motivation und die Befriedigung zentraler Bedürfnisse wie Hunger oder dem Wunsch nach Fortpflanzung, aber auch Erfolg und Kompetenzerleben. Beide Systeme sind auch auf physiologischer Ebene mit einer Aktivierung verbunden, während es im dritten System, dem Sicherheits- und Beruhigungssystem („Soothing“), um innere Ruhe, Zufriedenheit und Entspannung geht.

Das Beruhigungssystem („Soothing“)

Ist dieses System aktiviert, können wir uns anderen zuwenden, Nähe und Verbundenheit erleben. Jedes System ist für unser Überleben von Bedeutung, keines verzichtbar. Psychisches Wohlbefinden und innere Stabilität kann nur erreicht werden, wenn sich alle drei Systeme in einem ausgewogenen Verhältnis befinden.

Interventionen zum Aufbau eines Compassionate Self

Selbstmitgefühl und das „Compassionate Self“ sind eng mit dem „Beruhigungssystem“ verbunden. Eine gezielte Aktivierung des Beruhigungssystems erleichtert den Zugang und Kontakt mit dem wohlwollenden inneren Anteil und kann beispielsweise auf nonverbalem Weg oder durch den Einsatz von Imagination erfolgen:

- Beim *Soothing-Rhythm-Breathing* (Atmen im beruhigenden Rhythmus) wird eine tiefe und ruhige Bauchatmung angeleitet, bei der die Patientin darauf achten soll, mindestens so lange aus- wie einzuatmen. Ziel ist eine Aktivierung des Parasympathikus und damit des Beruhigungssystems des Körpers.
- Nonverbale Elemente wie *Mimik, Stimmfarbe* und *Körperhaltung* werden herausgearbeitet – wie kann sich hier eine zugewandte, freundliche, ruhige und zufriedene Haltung zeigen? Dies gelingt insbesondere, wenn die Patientin zu einer Diskrimination angeleitet wird: Wie fühlt es sich an, wenn sie einen neutralen Gesichtsausdruck einnimmt vs. einen freundlichen? Wie fühlt es sich an, wenn sie innerlich mit einer neutralen Stimme mit sich spricht vs. einer freundlichen? Wie fühlt es sich an, zusammengesunken und gebeugt zu sitzen vs. aufrecht, die Schultern nach hinten und unten gerichtet?
- Die Therapeutin ermuntert die Patientin, in die *Rolle einer Schauspielerin* zu gehen und eine zutiefst weise und mitfühlende Person zu spielen – für einen Moment so zu tun, als sei sie diese Person. Dies bedeutet, sich zu vergegenwärtigen, was eine solche Person ausmacht, welche Qualitäten sie aufweist (z.B. Weisheit, Empathie, Wärme, Gelassenheit), einen entsprechenden Gesichtsausdruck einzunehmen, sich auf diese Weise durch den Raum zu bewegen etc. Es kann hilfreich sein, zu überlegen, welche Personen in der Umgebung oder des öffentlichen Lebens solche Facetten aufweisen und diese nachzuahmen, um besser in die Rolle zu finden.
- In einer *Imaginationsübung* („safe place imagery") wird die Patientin angeleitet, sich einen Ort vorzustellen, an dem sie sich sicher, geborgen, wohl oder zufrieden fühlt (je nachdem, welches Bedürfnis gerade im Vordergrund steht) – es kann sich um einen realen oder vorgestellten Ort handeln, er sollte aber ausschließlich positiv konnotiert sein. Dieser Ort soll in der Vorstellung mit allen Sinnen wahrgenommen werden (was sehe, höre, rieche, fühle ich dort?) um ihn spür- und erlebbar zu machen. Die Patientin passt diese Vorstellung jeweils so an, dass der Ort noch passender wird, sich die Patientin noch wohler oder zufriedener fühlt. Die Vorstellung oder der Ort muss auch in späteren Durchgängen nicht starr bleiben, sondern kann sich immer wieder verändern, um im Hier und Jetzt als angenehm und hilfreich erlebt zu werden. An diesem Ort kann in einem zweiten Schritt einem idealen mitfühlenden Begleiter begegnet werden (vgl. Kasten und nachfolgendes Beispiel).

Imagination eines mitfühlenden Begleiters

Übung: Imagination eines mitfühlenden Begleiters (Brähler, 2015, S. 75 ff)[2]

Ziel [dieser Übung] ist es, ein mitfühlendes Wesen zu imaginieren, das mit uns an Orte geht, vor denen wir uns selbst fürchten oder wo wir uns selbst

2 Abdruck erfolgt mit freundlicher Genehmigung, Copyright ©2021 Scorpio Verlag in Europa Verlage GmbH, München

verlieren. Es kann ein echter Mensch sein, ein spirituelles Vorbild, ein Fantasiewesen oder ein Tier, Baum oder Licht, welches diese Eigenschaften für Sie verkörpert. Wichtig ist, dass dieses Wesen Sie unterstützt. Seien Sie offen dafür, welche Bilder in Ihnen auftauchen. Verändern Sie die Bilder so, dass sie Sie unterstützen und nicht belasten. Dieses Wesen symbolisiert Ihr eigenes Mitgefühl und Ihre Weisheit.

- Schließen Sie die Augen. Spüren Sie den Kontakt Ihres Körpers zur Unterlage und zum Boden. Lassen Sie sich einige Minuten von ihrem natürlichen Atemfluss wiegen.
- Stellen Sie sich dann einen Ort vor, an dem Sie sich geborgen und wohl fühlen. Lassen Sie sich mit all Ihren Sinnen dort sein: Was können Sie sehen, riechen, hören? Wie fühlt es sich in Ihrem Körper an, dort zu sein?
- Stellen Sie sich dann vor, dass Ihnen ein besonderes Wesen begegnet, das übermenschliche Kapazität für Weisheit und Mitgefühl besitzt. Dieses Wesen versteht Sie und Ihre Probleme ohne Worte. Es strahlt tiefe Ruhe, Kraft und Weisheit aus. Es nimmt Sie so an, wie Sie sind, und sorgt sich um Ihr Wohlbefinden. Lassen Sie ein Bild entstehen, das sich für Sie passend und unterstützend anfühlt.
- Wie möchten Sie mit dem mitfühlenden Wesen in Beziehung treten? Wie soll das Wesen mit Ihnen in Beziehung treten?
- Lassen Sie sich das Wohlwollen und die Fürsorge dieses Wesens empfangen und spüren (nehmen Sie mögliche Widerstände neugierig wahr). Nehmen Sie seinen Gesichtsausdruck und seine Gesten wahr. Was möchte Ihnen Ihr mitfühlendes Wesen vielleicht sagen, um Sie in der Not zu unterstützen? Lauschen Sie den Worten und der Stimmfärbung.
- Werden Sie sich bewusst, dass dieses Wesen der mitfühlende weise Teil Ihrer selbst ist. Immer in Ihnen vorhanden.

Wie die beispielhaft beschriebenen Übungen zum Aufbau eines „Compassionate Self" ineinandergreifen können, wird im folgenden Beispiel deutlich.

Beispiel: Herr T. – Mitfühlender Begleiter

Herr T., ein 45-jähriger Polizeibeamter mit Posttraumatischer Belastungsstörung, hat große Schwierigkeiten, mit sich freundlich und wohlwollend umzugehen. In der Therapie übt er zunächst den „Sicheren Ort" ein. Dabei stellt er sich eine von Wasser umgebene Insel vor, auf der er am Strand in der warmen Sonne sitzen kann und den Sand durch die Finger rieseln lässt, während in der Ferne Bootsgeräusche zu vernehmen sind, die ihm verdeutlichen, dass Menschen in seiner Nähe sind. Er erlebt diese Übung als sehr beruhigend und kann sein Beruhigungssystem nach einiger Zeit zuverlässig aktivieren.

In der Therapie erarbeitet Herr T. zunächst theoretisch gemeinsam mit der Therapeutin, welche Qualitäten ein mitfühlendes und weises Wesen für ihn aufweisen muss. Da er die engsten Bezugspersonen seiner Kindheit als wenig warm und zugewandt erlebt hat, geht er auf die Suche nach Eigenschaften, die andere Personen in seinem Leben aufwiesen, welche er als wohlwollend einordnete. So habe es in der Grundschule eine Lehrerin gegeben, die wirklich um sein Wohl bemüht gewesen sei und die ihm oft über den Kopf gestrichen habe. Außerdem fällt ihm die Figur des Psychologen Sean Maguire aus dem Film „Good Will Hunting" ein, der ihn sehr beeindruckt habe – gerade, weil er das Leid des jungen Will habe aushalten können „wie ein Fels" und ihn liebevoll unterstützt habe, seinen Weg zu gehen.

In einer körperorientierten Diskriminationsübung experimentiert Herr T. damit, welchen Unterschied es macht, einen einfachen Satz – sich selbst mit Namen begrüßen – unterschiedlich „zu verpacken": mit neutraler oder freundlicher Stimme, mit neutraler oder freundlicher Mimik.

Erst dann wird die Imagination eines mitfühlenden Begleiters durchgeführt, wobei Herr T. sich zunächst an seinen inneren sicheren Ort begibt. Er hat Schwierigkeiten, eine konkrete Vorstellung eines mitfühlenden Wesens zu entwickeln und wird von der Therapeutin immer wieder erinnert, sich Zeit zu lassen und aufkommende Bilder so zu verändern, dass sich diese für ihn unterstützend anfühlen. Schließlich stellt er sich einen Mann vor, der dem Psychologen Sean Maguire ähnelt, aber deutlich älter ist und weißes Haar hat. Er fühlt sich wohl damit, diesen Mann in einem halben Meter Entfernung an seiner Seite auf dem Sandstrand sitzen zu haben, vergegenwärtigt sich seinen freundlichen und ruhigen Gesichtsausdruck, seine warmen braunen Augen. Er spürt die wohltuende Präsenz des Wesens, wie sie Seite an Seite aufs Wasser schauen.

In nachfolgenden Sitzungen geht Herr T. immer wieder in Kontakt mit seinem Begleiter und spürt das Mitgefühl und die Wärme, welche dieser ihm entgegenbringt. Der Kontakt erinnert ihn auch daran, dass er genau dies in weiten Teilen seines Lebens, vor allem seiner Kindheit, schmerzhaft vermissen musste, was ihn sehr traurig macht. Dies wird in der Therapie aufgegriffen und ausführlich validiert. In kleinen Schritten gelingt es Herrn T. immer mehr durch seinen inneren mitfühlenden Begleiter auch sich selbst gegenüber Mitgefühl und liebevolle Zuwendung zu empfinden und zu zeigen.

Diese Übungen sind nur eine Auswahl der Anregungen, die Gilbert (2010) und weitere CFT-Autorinnen und -Autoren (z. B. Brähler, 2015; Welford, 2012) geben, um in Kontakt mit einem selbstmitfühlenden inneren Anteil zu kommen, diesen zu stärken, aber auch das Mitgefühl anderen Menschen gegenüber zu spüren und zu trainieren.

Interventionen zur Förderung eines veränderten Umgangs mit dem selbstkritischen Anteil

In der CFT spielt es eine große Rolle, die Existenz selbstkritischer und selbstabwertender innerer Anteile aus den bisherigen Lebenserfahrungen eines Menschen sowie biologischer Gegebenheiten heraus zu verstehen und zu validieren. So lautet eine zentrale Botschaft: „It's not your fault!" (z. B. Gilbert, 2010) – wir Menschen können nichts dafür, dass wir z. B. aufgrund unserer biografischen Prägungen oder unserer biologischen „Programmierung" bestimmte Schwierigkeiten haben. Und doch haben wir die Möglichkeit, ja die Verantwortung, dies zu verändern.

Validierung aus Biografie

Ähnlich wie im vorangegangenen Kapitel 4.3.2.1 beschrieben, kann es zu diesem Zweck hilfreich sein, den selbstkritischen Anteil zu externalisieren, etwa auf die folgende Weise:

Externalisierung des selbstkritischen Anteils

- Wenn Ihre selbstkritischen Gedanken die Gestalt einer Person annehmen würden, wie würde diese aussehen?
- Welchen Gesichtsausdruck hätte die Person?
- Ist sie in körperlicher Hinsicht kleiner oder größer als Sie?
- Wie klingt ihre Stimme?
- Wie sieht ihr Körper aus, welche Körperhaltung nimmt sie ein?
- Welche Gefühle bringt sie Ihnen entgegen?
- Erinnert die Person Sie an irgendjemanden?

Ziel dieser Übung ist es, gemeinsam mit der Patientin herauszuarbeiten, ob der selbstkritische Anteil hilfreich ist und es ihm wirklich um Glück oder Wohlbefinden der Patientin geht.

Beispiel: Frau D. – Der selbstkritische Anteil in Gestalt einer Person

Frau D. (34 Jahre alt) ist wegen einer depressiven Episode in psychotherapeutischer Behandlung, die durch den Verlust ihres Jobs als Event-Managerin während der Corona-Pandemie ausgelöst wurde. Es fällt ihr sehr schwer, zu akzeptieren, dass sie im Moment nicht arbeiten kann, sie fühlt sich nutz- und wertlos und macht sich Vorwürfe, dass sie mit der freien Zeit nichts anzufangen weiß.

Als sie sich in der Therapie vorstellt, ihre selbstkritischen Gedanken würden die Gestalt einer Person annehmen, kommt ihr das Bild einer älteren Frau in den Sinn – mit harter Miene und genervter Stimme: „Kannst du dich nicht mal anstrengen?" Diese Gestalt bringe ihr Ärger und Ekel entgegen, berichtet Frau D., und erinnere sie an ihre inzwischen verstorbene Großmutter, bei der sie als Kind viel Zeit verbracht habe, da die Eltern arbeiteten. Sie selbst nimmt bei sich ein Gefühl der Scham wahr und fühlt sich neben der älteren Frau „sehr klein".

Funktion der Selbstkritik

In einem zweiten Schritt kann mit der Patientin erarbeitet werden, welche Befürchtungen aufkommen, wenn sie sich vorstellt, der selbstkritische Anteil wäre plötzlich verschwunden. Hierbei äußern Patientinnen oft, dass sie dann vielleicht nicht mehr im Leben vorankämen, oder so überheblich würden, dass andere sie ablehnten – die Selbstkritik erfüllt also scheinbar eine wichtige Funktion. Es ist wichtig, zwischen einer auf Scham basierenden selbst-*kritischen* Haltung und einer mitfühlenden, sich selbst *korrigierenden* Haltung zu unterscheiden.

Um dies zu thematisieren, wird in der CFT häufig die „Geschichte der zwei Lehrer" verwendet (vgl. Kasten). Ziel dabei ist es, die Patientin zu motivieren, an der Reduktion ihres selbstkritischen Anteils zu arbeiten.

Metapher: Die Geschichte der zwei Lehrer (übersetzt und modifiziert nach Welford, 2012, S. 34 ff)

Stellen Sie sich vor, Sie haben ein Kind, das Ihnen sehr am Herzen liegt. Sie melden das Kind an einer Schule an und es gibt zwei Klassen, die für ihren Sohn oder ihre Tochter infrage kommen. Sie haben nun die Wahl zwischen diesen beiden unterschiedlichen Klassen und ihren Lehrern. Sie versuchen, sich ein Bild zu machen und besuchen die erste Klasse. Der erste Lehrer erzählt Ihnen, dass er ihr Kind unterstützen wird, besser zu werden, indem er seine Fehler rasch korrigiert. Er wird dem Kind beispielsweise etwas wegnehmen oder es zur Strafe vor der Klasse sitzen lassen, damit es lernt, einen Fehler nicht noch einmal zu machen. Während Ihnen der Lehrer all dies erklärt, kippt ein Schüler in der Klasse seine Trinkflasche um, die Flüssigkeit läuft über den Tisch und auf den Boden. Der Lehrer bemerkt dies, wendet sich dem Schüler sofort zu und fordert es in einer harten Stimme auf, vorsichtiger zu sein. Er weist den Schüler an, die Flüssigkeit aufzuwischen und auf keinen Fall jemals wieder so tollpatschig zu sein. Um dem Gesagten Bedeutung zu verleihen, gibt er dem Schüler eine Strafarbeit. Der Lehrer wendet sich wieder an Sie und erklärt: „Wenn Kinder lernen, dass nach Fehlern harte Konsequenzen folgen, machen sie diese nicht noch einmal."

Sie besuchen nun die andere Klasse. Der zweite Lehrer erklärt ihnen, dass er es für sehr wichtig hält, dass Kinder aus ihren Fehlern lernen, offen damit umgehen und neugierig herausfinden, wie es dazu kommen konnte – und auf diese Weise lernen, ihnen in Zukunft vorzubeugen. Während Sie mit dem Lehrer sprechen, fällt einem Schüler seine Brotdose klappernd herunter und der Inhalt verteilt sich auf den Boden. Der zweite Lehrer unterbricht das Gespräch mit Ihnen, wendet sich rasch dem Schüler zu und erkundigt sich freundlich und interessiert, was passiert sei. „Ich wollte Paul zeigen, wie groß mein Lego-Schiff zu Hause ist und dabei habe ich die Brotdose vom Tisch gefegt." – „Peter, nachdem du jetzt gesehen hast, dass dies passiert, was müsstest du das nächste Mal beachten, wenn du Paul beim Essen etwas verdeutlichen möchtest?" So geht das Gespräch zwischen beiden für eine Weile in dieser freundlichen und ruhigen Art weiter.

Nun – welchen Lehrer würden Sie für Ihr Kind auswählen?

Wenn Ihre Antwort ist: „Den zweiten!", dann nehmen Sie sich eine Minute Zeit, um darüber nachzudenken, warum Sie sich selbst immer zum ersten schicken!

In der Regel reicht eine einmalige Einsicht nicht aus, um einen über Jahre und Jahrzehnte etablierten selbstkritischen Umgang mit sich selbst zu verändern. Wie an anderer Stelle bereits betont, bedarf es einer geduldigen „Fleißarbeit", in der das Augenmerk der Patientin immer wieder auf selbstkritische Anteile gelenkt wird, ohne dass dies seitens der Patientin als Versagen interpretiert wird, im Sinne von „Nicht einmal, meine Selbstkritik zu unterlassen, bekomme ich hin!". Hilfreich sind entsprechende Markierungen der Therapeutin (z.B. „Ich habe den Eindruck, da spricht wieder Ihr selbstkritischer Anteil – liege ich richtig?") bei gleichzeitiger Normalisierung und Validierung, etwa aus der Lebensgeschichte der Patientin heraus.

Aktivierung des wohlwollenden Anteils

Gleichzeitig wird die Patientin unterstützt, einen anderen Umgang zu trainieren:

Lassen Sie uns einmal versuchen, Ihrer wohlwollenden, selbstfürsorglichen Haltung Raum zu geben. Vielleicht unterstützen Sie sich dabei mithilfe einer der Übungen, die wir gemacht haben: Setzen Sie sich aufrecht hin und entspannen Sie Ihren Gesichtsausdruck ... Atmen Sie tief ein und aus ... Hören Sie innerlich den Klang Ihrer freundlichen und warmen Stimme ... Wie sehen Sie die Situation jetzt und was möchten Sie zu sich sagen?

Hier gilt es, jeden noch so kleinen Schritt in die neue Richtung zu würdigen und zu verstärken.

Vertiefende Intervention: Mitfühlender Brief

Aus Perspektive des mitfühlenden Anteils

Ist die Patientin bereits gut in Kontakt mit dem mitfühlenden inneren Anteil gekommen und sich ihrer selbstkritischen Anteile bewusst, kann sie angeregt werden, zur Stärkung des Selbstvertrauens einen Brief an sich zu verfassen. Hier sind verschiedene Versionen denkbar, beispielsweise ein Brief, der aus der Perspektive des mitfühlenden Anteils an die Person gerichtet wird (vgl. Abbildung 6).

Anregungen/Struktur	Beispiel
Anrede	*Liebe Sabine!*
Mitfühlendes Verständnis äußern: Es ist aufgrund unserer biologischen Beschaffenheit und unserer Lebens- und Lernerfahrungen verständlich, dass die Person bestimmte Schwierigkeiten oder Befürchtungen hat und sich angewöhnt hat, auf eine bestimmte Weise damit umzugehen.	*Du glaubst oft, dass du nicht so gut bist, wie die anderen und dass die dich ablehnen würden, wenn sie das merken würden. Dass du solche negativen Erwartungen hast, ist verständlich, weil dein Vater nie zufrieden mit dir war und du dich schon früh angestrengt hast, ihn nicht zu verärgern (...).*
Dass dies das Selbstvertrauen bisher beeinträchtigt hat, ist nicht Fehler der Person, aber es liegt in ihrer Verantwortung, dies in Zukunft zu verändern. Dies braucht Zeit.	*Dass du heute kein besonders gutes Selbstvertrauen hast, ist nicht dein Fehler. Aber du bist jetzt dran, daran etwas zu verändern – und das kannst du auch. Hab Geduld, es braucht dafür viele kleine Schritte ...*
Was hat die Person schon getan, um ihr Selbstvertrauen zu stärken?	*... und du hast schon ein paar davon gemacht. Zuallererst hast du dich in Therapie begeben, das hat dich viel Überwindung gekostet. Aber du fühlst dich wohl und hast das Gefühl, dass die Therapeutin dich gut unterstützen kann. Du hast geübt, zu verstehen, was du denkst und fühlst. Dies zu beobachten und einzuordnen gelingt dir immer besser! Und letztens hast du in der Besprechung einen Fehler ganz entspannt benannt und du hast dich nicht ganz oft dafür entschuldigt, so wie früher – obwohl du den dringenden Impuls gespürt hast, dies zu tun. Da kannst du stolz drauf sein!*
Was hat in der Vergangenheit geholfen, mit schwierigen Situationen umzugehen? Oder was hätte in solchen Situationen geholfen, um sich selbst gut und mitfühlend zu versorgen?	*Es ist immer wieder schwierig. Und du wirst noch viel üben müssen. Denk an das nette Geschenk, dass deine liebe Freundin Renate dir gemacht hat: Das Spültuch mit der Aufschrift „Lass uns lachen, wenn wir Fehler machen!". Es hilft, wenn du dir immer wieder in einer freundlichen Stimme sagst: „Fehler sind menschlich", so wie du es in der Therapie geübt hast.*

Abbildung 6: Strukturierungshilfe für einen mitfühlenden Brief an sich selbst – Beispiel

Anregungen/Struktur	Beispiel
Was möchte sich die Person daher vornehmen?	*Es ist wichtig für dein Wohlbefinden, dass du dir das immer wieder bewusst machst und weiter daran arbeitest, dich nicht ständig bei anderen zu entschuldigen – und dich selbst noch tagelang dafür rund machst. Deshalb fülle weiter immer abends das Protokoll zur Veränderung der Selbstkritik aus, das dir deine Therapeutin gegeben hat!*
Und was kann freundlich für den Fall mitgegeben werden, dass sie das nicht wie geplant umsetzen kann?	*Und wenn du das einmal nicht schaffst, sondern wieder in die Selbstkritik verfällst, die du so gut kennst (und es nicht sofort merkst), ist das nicht schlimm. Denk dran, dass es eben schwer ist, etwas zu tun, was noch relativ neu ist.*
Stärkung des Selbstmitgefühls: Was würde ein mitfühlender, wohlwollender Begleiter jetzt sagen?	*Die weise alte Frau, deine wohlwollende Begleiterin, nimmt dich fest in den Arm und sagt freundlich zu dir: „Versuch es einfach am nächsten Tag wieder. Ich glaube fest an dich.“ Spürst du, wie sie dich im Arm hält?*

Abbildung 6: Fortsetzung

Die Patientin kann diese Übung nach einer Vorbesprechung in der Therapiesitzung als Hausaufgabe machen und den Brief in der nächsten Therapiesitzung vorlesen. Folgende Punkte sollten vorab besprochen werden:

- Der Brief muss nicht perfekt sein!
- Seine Länge und vor allem Grammatik oder Orthografie spielen keine Rolle!
- Die Übung sollte nicht am Computer, sondern handschriftlich gemacht werden, die Schrift muss nicht schön oder besonders gut lesbar sein.
- Die Patientin sollte an einem Ort arbeiten, an dem sie möglichst nicht abgelenkt wird.
- Zur Aktivierung des „Beruhigungssystems“ und einer mitfühlenden Haltung sich selbst gegenüber kann die Übung mit einigen der oben beschriebenen Vorübungen eingeleitet werden (z. B. eine aufrechte Körperhaltung einnehmen, die Gesichtszüge entspannen und leicht lächeln, den wohlwollenden Begleiter imaginieren). Wichtig ist die Bereitschaft, Gefühle zuzulassen und sich selbst freundlich und tröstend zu begegnen.

Da es für die meisten Patientinnen sehr ungewohnt sein dürfte, sich selbst einen solchen Brief zu schreiben, benötigen Patientinnen häufig konkrete Unterstützung, etwa in Form der in Abbildung 6 beschriebenen Strukturierungshilfe (angelehnt an Welford, 2012).

Verstärkung freundlicher Formulierungen

Markierung selbstkritischer Formulierungen

Der Brief kann dann in der Therapie vorgelesen werden, wobei alle freundlichen und mitfühlenden Formulierungen gezielt verstärkt werden sollten. Insbesondere ist darauf zu achten, ob sich selbstkritische innere Anteile beim Schreiben des Briefs eingemischt haben. Diese sind häufig an Formulierungen wie „Ich muss" oder „Ich sollte" erkennbar und werden markiert. Um die Botschaft des Briefs zu spüren und nicht nur theoretisch nachzuvollziehen, ist es hilfreich, ggf. auch auf nonverbale Elemente (Stimmmodulation, Mimik) hinzuweisen. Der Brief kann und sollte immer wieder überarbeitet werden und sich selbst (auf mitfühlende Weise) laut vorgelesen werden. Es kann hilfreich sein, eine „fertige Version" aufbewahren zu lassen und mit der Patientin zu besprechen, ob sie ihn zu einem festen Zeitpunkt wieder hervorholen und lesen möchte. Zur Stabilisierung und Rückfallprophylaxe kann auch vereinbart werden, dass die Therapeutin der Patientin eine Kopie dieses Briefs zur „Auffrischung" z. B. drei Monate nach Beendigung der Therapie zuschickt.

4.3.2.3 Probleme bei der Durchführung

Arbeit mit inneren Anteilen ist gewöhnungsbedürftig

Für die meisten Patientinnen ist eine Arbeit mit verschiedenen inneren Anteilen zunächst gewöhnungsbedürftig. Auch wenn sie sie in der Folge rasch annehmen und oft sehr gewinnbringend für sich nutzen können, ist es günstig, am Anfang direkt danach zu fragen, wie Patientinnen diese Arbeit erleben. Eine gar nicht so seltene Befürchtung seitens der Patientinnen ist, auf diese Weise zu einer „multiplen Persönlichkeit" zu werden. Dies sollte die Therapeutin ernst nehmen, validieren und mit geeigneten Informationen und Erklärungen entkräften.

Eine weitere Schwierigkeit kann darin bestehen, dass innere Anteile zwar entwickelt und benannt werden, im Weiteren jedoch keine Rolle mehr spielen, die Patientin den wohlwollenden oder mitfühlenden Anteil in ihrem Alltag also nicht stärkt, versucht dessen Perspektive einzunehmen oder mit ihm in Kontakt zu kommen. Die psychotherapeutische Arbeit besteht jedoch gerade darin, im Alltag und in ganz konkreten Situationen Veränderungen zumindest versuchsweise vorzunehmen.

Barrieren explorieren

Ist dies auf Barrieren seitens der Patientinnen zurückzuführen (und nicht auf Versäumnisse der Therapeutin oder typische Schwierigkeiten im Umgang mit therapeutischen Hausaufgaben, siehe z. B. Fehm & Helbig, 2008), so sollten diese unbedingt direkt angesprochen und exploriert werden. Es kann unterschiedliche Gründe geben, warum Patientinnen in der Praxis nicht mit ihrem „wohlwollenden Begleiter" oder „Compassionate Self" arbeiten möchten oder können: Sie erleben ihn als albern oder blöd, als ihrem selbstkritischen

Anteil hoffnungslos unterlegen oder verstehen den Sinn all der Mühe und Anstrengung nicht, die zum Aufbau einer solchen zunächst kontraintuitiven Denk- und Verhaltensweise notwendig ist. Die Therapeutin sollte auf solche Vorbehalte und Schwierigkeiten verständnisvoll reagieren und sie als normale Reaktion einordnen. Es ist zu prüfen, ob die Patientin verstanden hat, was diese Art der Intervention mit ihren Schwierigkeiten und Problemen zu tun hat (eine entsprechende Herleitung muss sonst nachgereicht werden) und ob die gewählten Figuren oder inneren Bilder der Patientin wirklich passend erscheinen – Sie sollten sonst so angepasst werden, dass die Patientin sie annehmen kann. Veränderungen brauchen Zeit und auch, wenn die meisten Patientinnen Externalisierungen für sich gewinnbringend nutzen können, ist es keinesfalls eine Regel, dass diese Intervention sofort „intuitiv Sinn macht". Im Gegenteil, jede Veränderung (auch jede veränderte Denk- und Sichtweise) fühlt sich erst einmal fremd an und gerät mit bestehenden Werten und Grundannahmen – womöglich dem inneren Kritiker – in Konflikt. Keinesfalls sollte die Therapeutin versuchen, die Patientin von der Richtigkeit und Bedeutung dieser Intervention zu überzeugen, sondern ihr eher ein Angebot machen: sich für eine begrenzte Zeit auf ein „Experiment" einzulassen und später zu entscheiden, ob sie dies für sich nutzen möchte.

Backdraft

Oft läuft die Arbeit mit einem wohlwollenden inneren Anteil den bestehenden Grundüberzeugungen so zuwider, dass es zu starken negativen Gefühlen, etwa Traurigkeit, Angst, Scham oder Schuld, kommt. In der Literatur zu Selbstmitgefühl wird eine solche, von außen betrachtet vielleicht überraschende Reaktion mit „Backdraft" (Verstärkung der Emotionen) bezeichnet.

Es ist hilfreich, wenn die Therapeutin auftretende negative Gefühle auf diese Weise normalisiert und einordnet. Selbstverständlich kann und sollte auch an einer Veränderung der Grundannahmen gearbeitet werden (vgl. z.B. Kapitel 4.2.3). Weitere Empfehlungen für den Umgang mit schwierigen Situationen finden sich bei Brähler und Neff (2020).

4.3.3 Förderung der Selbstfürsorge

Während es bei den im vorherigen Kapitel beschriebenen Interventionen zur Stärkung eines wohlwollenden, mitfühlenden Anteils eher um die Veränderung einer *Haltung* sich selbst gegenüber geht, bezieht sich die Förderung der Selbstfürsorge ganz auf das *Verhalten* einer Person. Gleichwohl geht beides miteinander Hand in Hand: Patientinnen, die sich häufig kritisch und hart beurteilen, können kaum zulassen, es sich leicht zu machen oder sich etwas Gutes zu tun. Daran zu arbeiten, sich selbst innerlich freundlicher zu begegnen, kann Selbstfürsorge erleichtern – aber auch umgekehrt. Dabei gibt es keine festgelegte Empfehlung, ob zuerst an einer wohlwollenden Haltung oder am Aufbau von Selbstfürsorge gearbeitet werden sollte.

Selbstfürsorge ist vielfältig

Der Begriff Selbstfürsorge sollte unbedingt über den Aufbau angenehmer Aktivitäten hinausgehend verstanden werden. Worin Selbstfürsorge im konkreten Fall bestehen kann, ist in der Regel deutlich komplexer und individuell äußerst verschieden, wie die folgenden Beispiele zeigen:

Beispiel: Frau C.

Frau C., 58 Jahre, kümmert sich um ihre hochbetagte Mutter, begleitet sie zu Ärztinnen, zur Physiotherapie und geht für sie einkaufen. Mit ihrer Enkelin, die Schwierigkeiten in der Schule hat, lernt sie täglich für den mittleren Schulabschluss – und das alles neben ihrer Tätigkeit als selbstständige Immobilienmaklerin, bei der sie sich mitunter sehr akut um Wünsche ihrer Kundinnen kümmern muss. Selbstfürsorge könnte für Frau C. bedeuten, sich immer wieder Zeiten für sich selbst einzuplanen, in denen sie Sport macht oder sich mit ihren Freundinnen zum Kaffee trifft, um so Kraft zu tanken. Da sich dies nicht ohne Weiteres in ihren Tagesablauf integrieren lässt, würde Selbstfürsorge bei ihr auch umfassen, sich gegenüber den Wünschen ihrer Familie abzugrenzen bzw. Aufgaben an andere Familienmitglieder abzugeben.

Beispiel: Frau B.

Frau B., 42 Jahre, geht es nicht gut, nachdem sie sich massiv mit ihrer Mutter gestritten hat, was immer wieder vorkommt und bei Frau B. zu einem starken Gefühl von Wertlosigkeit führt. Meist macht sie dies mit sich alleine aus und zieht sich von anderen zurück, obwohl sie gute Freundinnen hat, mit denen sie offen sprechen könnte. Selbstfürsorge könnte bei Frau B. bedeuten, ihrem typischen Impuls nicht zu folgen, sondern entgegengesetzt zu handeln und eine Freundin anzurufen oder zu bitten, vorbeizukommen.

Beispiel: Frau A.

Frau A., 31 Jahre, wurde von ihrem Freund verlassen. Dieser ist Betriebsleiter in einer Firma, welche Frau A. als Coach engagiert hat. Die Firma ist der wichtigste Kunde von Frau A., die sich erst vor kurzem selbstständig gemacht hat. Leider trifft sie hier ständig auf ihren Ex-Freund, was für sie ungeheuer schmerzhaft ist, da sie sehr unter der Trennung leidet. Selbstfürsorge könnte für Frau A. bedeuten, ihren Ex-Freund um ein Gespräch zu bitten und gemeinsam nach einer Lösung zu suchen, damit sich beide in der Firma seltener begegnen. Je nachdem, wie der Ex-Freund sich gegenüber Frau A. verhält, könnte Selbstfürsorge auch umfassen, ihren wichtigsten Kunden, die Firma ihres Ex-Freundes, abzugeben, die Nachteile zu akzeptieren und so eine geschütztere Umgebung für sich zu schaffen.

Beispiel: Herr O.

Herr O., 25 Jahre, hatte niemals einen Mangel zu leiden, kein Wunsch blieb in Kindheit und Jugend unerfüllt, Schwierigkeiten lösten seine Eltern für ihn. Nach der Schule begann er verschiedene Ausbildungen, die er jedoch nach mehreren Monaten abbrach, weil er sie als zu anstrengend empfand, sie sich nicht zutraute oder sie ihm keinen Spaß machten. Er blieb weiter bei seinen Eltern wohnen, die ihm ein Auto finanzierten und ihn mit einem großzügigen Taschengeld ausstatteten. In letzter Zeit kommt es jedoch zunehmend zu Spannungen, da Herr O. sich wenig im Haushalt engagiert und die Mutter als bevormundend erlebt („Räum doch mal dein Zimmer auf, so kann ich nicht staubsaugen!"). Abhängig von den Werten und Zielen des Patienten, könnte Selbstfürsorge bei Herrn O. darin bestehen, sich kurzfristig unangenehmen Situationen zu stellen, z. B. auszuziehen und sich einen Job zu suchen, um langfristig mehr Eigenverantwortung und Eigenständigkeit zu erlernen.

Selbstfürsorge ist kein begrenztes Thema, das sich in wenigen Sitzungen ausreichend bearbeiten lässt, sondern eines, das an verschiedenen Stellen der Therapie immer wieder aufgegriffen werden kann und sollte.

In der Therapie sollte der Frage nachgegangen werden, was nicht nur kurzfristig, sondern auch mittel- und langfristig hilfreich und wohltuend für die Patientin ist. Es versteht sich von selbst, dass die Antwort darauf nur von der Patientin gefunden werden kann und die Therapeutin sich hier mit eigenen Werturteilen und Einschätzungen zurückhalten sollte. Im Folgenden werden verschiedenen Interventionen aufgezeigt, die es erleichtern, an der Selbstfürsorge zu arbeiten. Diese müssen nicht notwendigerweise in der dargestellten Reihenfolge eingesetzt werden:

- Wo liegen die Defizite in der Selbstfürsorge? (Ist-Stand erfassen)
- Was hat Selbstfürsorge mit Selbstwert zu tun? (Motivation fördern)
- Was stellt sich in den Weg? (Barrieren ermitteln und damit umgehen)
- Wie gelingt eine Verbesserung der Selbstfürsorge? (Strategien für die Realisierung)

4.3.3.1 Wo liegen die Defizite in der Selbstfürsorge? (Ist-Stand erfassen)

Defizite erkennen und erfassen

Defizite in der Selbstfürsorge werden in der Psychotherapie oft ersichtlich, bevor konkret am Thema Selbstwert gearbeitet wird: Etwa wenn Patientinnen Schwierigkeiten haben, sich selbst im Sinne einer Selbstverstärkung zu belohnen, wenn sie herausfordernde Aufgaben (z. B. Expositionsübungen) gemeistert haben, oder wenn sie beim Aktivitätenaufbau im Zuge einer verhaltenstherapeutischen Behandlung depressiver Störungen kaum Aktivitäten identifizieren und durchführen können, die allein ihrem Wohl (und nicht dem anderer) dienen. Vielleicht bemerkt die Therapeutin auch, dass eine Patientin häufig abgehetzt in die Sitzung kommt oder entsprechend aus ihrem Alltag berichtet. Es empfiehlt sich, solche Beobachtungen schon frühzeitig behutsam rückzumelden und Barrieren der Patientin für einen besseren Umgang mit sich selbst zu erfragen. Da Defizite in der Selbstfürsorge den Patientinnen manchmal nicht bewusst sind oder schlichtweg ein alternativer Umgang nicht vorstellbar oder realisierbar erscheint, ist eine wertfreie Sprache wichtig. Oft sind die Verhaltensweisen aus der Biografie der Patientin heraus verständlich und sollten entsprechend validiert werden. An dieser Stelle geht es noch nicht um eine Änderung des Verhaltens oder eine Lösung, sondern zunächst darum, zu verstehen, was ist.

Beispiel: Frau B. – Defizite in der Selbstfürsorge identifizieren und markieren

Th.: ... Moment, und dann haben Sie am Dienstagnachmittag die Kinder ihrer Freundin mitbetreut, obwohl Sie dieses wichtige Telefonat hatten?

Frau B.: Ja, genau, es ging nicht anders, es hat ja auch alles irgendwie geklappt, aber danach war ich platt, kann ich Ihnen sagen, ich wusste nicht mehr wo oben und unten war.

Th.: Das kann ich mir vorstellen. Das hört sich wirklich sehr anstrengend an. Darf ich Sie fragen, warum Sie die Bitte Ihrer Freundin nicht abgelehnt haben? *(exploriert Barriere für Selbstfürsorge)*

Frau B.: Naja, sie war ja wirklich in einer Notsituation, da wollte ich sie nicht im Stich lassen. Und eine Bitte war das gar nicht, sie hat das irgendwie schon so mit eingeplant gehabt ...

Th.: Kennen Sie das von sich, dass es Ihnen schwerfällt, die Bitten anderer abzulehnen oder sich abzugrenzen? *(erfragt Muster)*

Frau B.: Ja, das kann ich nicht gut. Ich helfe ja gerne. Und ich will die Leute nicht verprellen. Die verlassen sich ja auch auf mich.

Th.: (nachdenklich) ... und dann haben Sie Angst, dass die anderen sauer sind ... *(arbeitet Befürchtung heraus)*

Frau B.: Genau, das ist ja auch schon passiert.

Th.: Ah, das haben Sie also auch schon erlebt, dass andere dann kein Verständnis hatten. Das war sicherlich keine schöne Erfahrung *(validiert, lenkt Blick zurück auf Bedürfnisse der Patientin)* ... auf der anderen Seite haben Sie vorhin gesagt, dass Sie am Dienstag nach der Betreuung völlig erledigt waren. Ich habe den Eindruck, es fällt Ihnen ganz schön schwer, auch sich selbst in den Blick zu nehmen. Was meinen Sie?

Frau B.: Ja, das haben mir andere auch schon gesagt. Irgendwie kann ich nicht anders, das war schon immer so.

Th.: *(validiert)* Nach allem, was Sie mir über Ihre Kindheit als Älteste von fünf Geschwistern erzählt haben und was Ihre Mutter so verlangt hat von Ihnen, finde ich das sehr nachvollziehbar, dass Ihnen das schwerfällt. Sich gut um sich selbst zu kümmern, das nennt man „Selbstfürsorge". Das fällt vielen Menschen nicht leicht, aus ganz unterschiedlichen Gründen, bei Ihnen sind es beispielsweise Befürchtungen, dass andere dann sauer werden, was sie auch schon mal erlebt haben. Wenn Sie möchten, können wir das Thema mal im Hinterkopf behalten und zu einem späteren Zeitpunkt nochmal aufgreifen.

Frau B.: Ja, gerne, ich glaube, das ist wichtig für mich.

Th.: Dann lassen Sie uns jetzt wieder zu Ihrem Aktivitäten-Stimmungs-Protokoll kommen.

Folgende Fragen zur Exploration sind hilfreich (Potreck-Rose & Jacob, 2003, S. 151):

- Wenn Sie jeden Tag eine Stunde Zeit geschenkt bekommen würden, was würden Sie tun?
- Wenn Ihr liebevoller Begleiter Sie eine Woche lang beobachtet, wie Sie Ihren Alltag gestalten, gäbe es etwas, wovon er sich wünschen würde, dass Sie es ändern?
- Gibt es (einen oder mehrere) Wünsche, die Sie sich lange nicht erfüllt haben?
- Hören Sie gelegentlich von einer Person, die Ihnen positiv gegenübersteht, so etwas wie „Mach doch mal wieder dieses", oder „Gönn dir doch mal jenes"? Um was handelt es sich dann?
- Gibt es Personen in Ihrer unmittelbaren Umgebung, die besser für sich sorgen können als Sie? In welcher Hinsicht? Wie machen die Personen das?

Auf Grundlage dieser Fragen kann gemeinsam beurteilt werden, ob eine mangelnde Selbstfürsorge besteht und ggf. zum nächsten Abschnitt übergegangen werden.

4.3.3.2 Was hat Selbstfürsorge mit Selbstwert zu tun? (Motivation fördern)

Wenn Patientinnen ahnen oder realisiert haben, dass sie nicht ausreichend für sich sorgen, reicht diese Erkenntnis in der Regel nicht aus, um lange eingeschliffene Muster zu verändern. Es gibt verschiedene Wege, die Motivation für Selbstfürsorge zu erhöhen. Ist ein gewisses Maß an Bereitschaft vorhanden, empfiehlt es sich, ohne große Umstände eine erfahrungsbasierte Herangehensweise zu fördern, getreu dem Motto „Der Appetit kommt beim Essen". Sind die Barrieren größer, muss zunächst kognitiv „vorgearbeitet" werden.

Motivieren, auszuprobieren

Bei der erfahrungsbasierten Herangehensweise wird die selbstfürsorgliche Handlung in der Therapie geplant, wobei das erwartete Ergebnis keineswegs vorweggenommen werden darf (im Sinne von: „Sie werden sehen, das wird Ihnen guttun!"). Stattdessen lautet die Haltung, die die Therapeutin vermittelt:

> Probieren Sie es einfach einmal aus, schauen Sie was passiert und wie es sich anfühlt. Sie können dann immer noch entscheiden, ob Sie dabeibleiben oder es wieder ändern!

Je nach Ausmaß der Ambivalenz gegenüber der Verhaltensänderung kann ein Verhaltensexperiment geplant werden, das auch beinhaltet, vorab zu operationalisieren, woran das Ergebnis zu messen ist (Stangier, 2023). In jedem Fall ist es günstig, zu verschiedenen oder wiederholten Erfahrungen zu motivieren, da Selbstfürsorge nicht in jeder Situation im Anschluss als unmittelbar belohnend empfunden wird. Werden solche Erfahrungen in der Therapiesitzung gemeinsam ausgewertet und nachbesprochen, können in der Regel auch Barrieren bei der Umsetzung besser erkannt und adressiert werden.

Folgen von Selbstfürsorge

Um auf der kognitiven Ebene den Blick der Patientin auf mittel- oder langfristige negative Folgen einer schlechten Selbstfürsorge bzw. den mittel- oder langfristigen Gewinn einer guten Selbstfürsorge zu richten, können die jeweiligen Konsequenzen gemeinsam mit der Patientin herausgearbeitet werden, wie in Abbildung 7 für das oben genannte Beispiel von Frau B. veranschaulicht.

Die Abbildung 7 zeigt zwei Vier-Felder-Schemata, in denen zum einen die erfahrenen positiven und negativen Konsequenzen der „Ist-Fürsorge" („Ich kümmere mich vorrangig um die Belange der anderen") sowie die antizipierten Konsequenzen der „Wunsch-Fürsorge" für Frau B. notiert wurden.

Bei der Wunsch-Fürsorge sollte dabei auf einen realistischen, für die Patientin erreichbaren Zielzustand hingearbeitet werden, da die Gefahr besteht, dass Patientinnen hier sonst an eine extreme Form im Sinne rein egoistischer Handlungen denken. Im Falle von Frau B. besteht ihre „Wunsch-Fürsorge" darin, sich mehr als bisher um sich selbst zu kümmern, den Einsatz für andere aber nicht ganz aufzugeben. Oft ist es hilfreich, dies sogar zu quantifizieren (z. B. „Ich reserviere den Mittwochnachmittag für mich"). Aus den erwarteten negativen Folgen dieser Verhaltensänderung können sich weitere Therapieziele ergeben – z. B. würde Frau B. von einem Aufbau sozialer Kom-

Ist-Fürsorge („Ich kümmere mich vorrangig um die Belange der anderen")		
	Positive Konsequenzen	**Negative Konsequenzen**
kurzfristig	• *Die anderen werden nicht sauer.* • *Die anderen sind mir dankbar (manchmal).*	• *Ich kann das, was für mich wichtig ist (z.B. Telefonat) nur eingeschränkt tun.*
langfristig	• *Vielleicht verhindere ich so, dass andere mich verlassen. Ganz sicher bin ich mir nicht, weil ich es meist nicht ausprobiere.*	• *Ich bin irgendwann total erschöpft, weil ich zu wenig Zeit habe, mich auch noch um mich zu kümmern und mich zu erholen.* • *Die anderen gewöhnen sich daran und nutzen mich aus (das ärgert mich).* • *Meine Hilfe wird eine „Selbstverständlichkeit".* • *Meine Überzeugungen, dass die anderen mich nur mögen, wenn ich ihnen helfe, und dass ich es nicht wert bin, mich um mich zu kümmern, verändern sich nicht.*

Wunsch-Fürsorge („Ich kümmere mich mehr als bisher um mich, d.h. ich reduziere meinen Einsatz für andere, ohne ihn ganz aufzugeben")		
	Positive Konsequenzen	**Negative Konsequenzen**
kurzfristig	• *Ich bin ausgeruhter.* • *Ich habe Kapazität für meine eigenen Anliegen.*	• *Es ist ungewohnt, ich bekomme Schuldgefühle („habe ich nicht verdient, bin egoistisch").* • *Andere kommen zu kurz (scheinbar).* • *Ich erlebe evtl. unangenehme Situationen mit anderen, wenn ich ihre Bitten auch mal ablehne.*
langfristig	• *Es geht mir besser, ich bin evtl. psychisch stabiler. Ich komme beruflich vielleicht mehr voran.* • *Vielleicht denke ich auf diese Weise irgendwann besser über mich und mein Selbstwertgefühl steigt.*	• *Da ich ja immer noch hilfsbereit bin, fällt mir hier nichts ein.*

Abbildung 7: Die Folgen einer unzureichenden Selbstfürsorge (Vier-Felder-Schema oben) und die Folgen einer verbesserten Selbstfürsorge (Vier-Felder-Schema unten) von Frau B.

petenzen profitieren und könnte zunächst in einem Rollenspiel üben, die Bitten anderer abzulehnen.

Handeln stärkt Überzeugungen

Mittels Vier-Felder-Schema kann herausgearbeitet werden, dass bestimmte selbstwertschädliche Überzeugungen vermutlich gestärkt werden, machtvoller und persistierender werden, wenn sich eine Patientin nicht gut um sich kümmert – während selbstwertförderliche Überzeugungen nur die Chance haben zu wachsen, wenn sich eine Patientin entsprechenden Wert beimisst. Gerade wenn es das Therapieanliegen der Patientin ist, einen gesunden Selbstwert zu entwickeln, ist dieses Grundprinzip der Verhaltenstherapie zentral: Wie wir mit uns umgehen, beeinflusst maßgeblich, wie wir uns in Bezug auf uns selbst fühlen. Ergänzend kann exploriert werden, welche Werte die Patientin bezüglich ihrer Gesundheit und ihres Umgangs mit sich selbst hat und ob sie ihre Lebensgestaltung aktuell nach diesen Werten ausrichtet (vgl. Kapitel 4.2.2).

4.3.3.3 Was stellt sich in den Weg? (Barrieren ermitteln und damit umgehen)

Barrieren lassen sich in der Regel besonders gut ermitteln, wenn Patientinnen selbstfürsorgliche Handlungen nicht umgesetzt haben:

> Was haben Sie befürchtet, würde passieren, wenn Sie die Handlung x gemacht hätten? Was hätten Sie gebraucht, um die Handlung x umzusetzen?

Typische Barrieren für die Selbstfürsorge bestehen in der Regel in Gedanken und Überzeugungen wie:

- „Ich muss mich erst um die anderen kümmern."
- „Ich bin es doch gar nicht wert, das für mich zu machen."
- „Wenn ich mir das angewöhne, liege ich ja nur noch auf der faulen Haut."
- „Was soll das bringen? Erst muss ich mich wertvoll/gut/selbstbewusst fühlen, bevor ich das tun kann."
- „Erst die Pflicht, dann das Vergnügen."
- „Eigentlich möchte ich doch, dass die andere Person etwas für mich tut, mich tröstet, sich um mich kümmert, etc. Was hilft es da, wenn ich selbst mir etwas Gutes tue? Das ist doch nicht dasselbe!"

Je nach therapeutischer Präferenz, kann unterschiedlich mit diesen Barrieren gearbeitet werden, hier sei auf die Kapitel 4.2.3 (Kognitive Umstrukturierung) und 4.2.4. (Akzeptanz und Defusion) verwiesen. In Bezug auf die Barriere „Ich muss mich erst um die anderen kümmern" lässt sich gut mit der im folgenden Kasten beschriebenen Metapher der „Sauerstoffmaske" arbeiten.

Metapher: Selbstfürsorge im Flugzeug (gekürzt nach Junker, 2015, S. 174f.)

Ziel ist die Veränderung dysfunktionaler Kognitionen wie „Ich darf nicht zuerst an mich denken".

„Wann sind Sie das letzte Mal geflogen? (...) Können Sie sich noch erinnern, was im Passagierraum vor sich ging, bevor der Flieger startete? (...) Richtig, die Flugbegleiter geben Hinweise für das Wohlbefinden und die Sicherheit der Passagiere. Was genau sagen sie zu den Sauerstoffmasken? (...) Wissen Sie noch, wem man die Maske zuerst aufsetzen soll, wenn man hilfsbedürftige Personen oder Kinder neben sich sitzen hat? (...) Warum könnte es sinnvoll und wichtig sein, sich selbst die Maske zuerst aufzusetzen?"

Barrieren als Ausdruck von Selbstkritik

Oft können Gedanken-Barrieren einem inneren, selbstkritischen Anteil zugewiesen werden. Sofern dieser bereits herausgearbeitet wurde, sollte dies markiert („Spricht da gerade Ihr innerer Kritiker?") und gemeinsam überlegt werden, wie dieser begrenzt und der wohlwollende Anteil gestärkt werden kann („Was sagt denn Ihr wohlwollender Begleiter dazu? ... Wie können Sie dafür sorgen, dass Sie ihn das nächste Mal hören, wenn Sie Ihre selbstfürsorgliche Handlung umsetzen wollen?").

Neben den typischen gedanklichen Barrieren sollte auch bei allgemeinen Hindernissen (z.B. vergessen, keine Zeit gehabt, etwas dazwischengekommen) exploriert werden, ob gedankliche Barrieren dahinterstecken (z.B. „Anderes ist wichtiger, als mich um mich zu kümmern."). Gegebenenfalls muss die Phase des Motivationsaufbaus wiederholt werden oder es muss besprochen werden, ob Therapeutin und Patientin gerade auf das gleiche Ziel hinarbeiten.

4.3.3.4 Wie gelingt eine Verbesserung der Selbstfürsorge? (Strategien für die Realisierung)

Planen, erinnern, protokollieren

Wie bei allen Interventionen, die eine Veränderung von Verhaltensmustern zum Ziel haben, ist es empfehlenswert, Handlungen aktiv einzuplanen, Erinnerungsreize zu schaffen und die Ergebnisse schriftlich in einem Übungsprotokoll festzuhalten. Eine Vorlage für ein solches Protokoll findet sich im Anhang (vgl. Arbeitsblatt „Wochenprotokoll der Selbstfürsorge" auf Seite 141). Bei der Arbeit mit einem Protokoll sollten Barrieren und der Umgang damit vorweggenommen oder antizipiert werden. Ein solcher Umgang kann in hilfreichen, ermunternden Gedanken, der Erinnerung an die eigenen Werte und Ziele oder der Schaffung günstiger Ausgangsbedingungen – Stichwort: Stimuluskontrolle (z.B. sich die Zutaten für das Lavendelbad schon am Vortag bereitstellen) – bestehen.

Kleine, realistische Schritte

Aller Erfahrung nach sind vor allem erste Schritte in Richtung Veränderung schwierig, dies sollte die Therapeutin nicht müde werden, zu validieren (vgl. Kasten).

Metapher: In Bewegung kommen

Stellen Sie sich vor, Ihr Auto ist liegen geblieben. Sie wollen es in die Werkstatt schieben, 500 Meter die Straße weiter. An welchem Punkt brauchen Sie die meiste Kraft? (...) Richtig, am Anfang. Wenn das Auto erstmal in Bewegung ist, müssen Sie es nur noch in Bewegung halten, weiter anschieben. Genauso ist es, wenn Sie jetzt beginnen, besser für sich zu sorgen: Der Anfang ist wahrscheinlich am schwersten, ist die größte Umstellung und benötigt die meiste Energie. Wenn Sie erst einmal ein bisschen ins Rollen gekommen sind, ist es gut möglich, dass es Ihnen leichter fällt, diese Bewegung beizubehalten.,

Ist es realistisch, dass das Auto zu Beginn schon mit 30 km/h rollt? (...) Nein, gerade weil das Auto ja erstmal in Bewegung gebracht werden muss, werden es höchstens ein oder zwei km/h sein. Stellen Sie sich vor, Sie müssten ein schweres Auto anschieben und gleich 30 oder 40 km/h schnell rollen – bekommen Sie da Lust loszulegen? (...) Vermutlich nicht, vielleicht fangen Sie dann erst gar nicht an. Wahrscheinlich fällt es Ihnen leichter, wenn Sie ohne Druck rangehen. In diesem Sinne kommt es nicht darauf an, dass Sie jetzt schon besonders große Schritte in Richtung Selbstfürsorge unternehmen. Fangen Sie ruhig klein an – es ist ungewohnt genug für Sie. Wichtiger als schnell am Ziel zu sein ist, dass Sie losrollen und dann in Bewegung bleiben.

Empfehlenswert kann auch eine schriftliche Selbstverpflichtung sein. Sie sollte individuell gestaltet werden und möglichst konkrete Schritte aufzeigen.

Fazit

Spezifische Interventionen zur Förderung des Selbstwerts greifen auf ein weites Methodenspektrum zurück. Um eine ausgewogene Sicht auf sich selbst zu fördern, kann mit einer Veränderung des Aufmerksamkeitsfokus gearbeitet werden. Die Arbeit mit inneren Anteilen wird durch achtsamkeitsbasierte Elemente oder selbstmitgefühlsorientierte Interventionen unterstützt. Für die Förderung der Selbstfürsorge eignen sich viele klassisch-verhaltenstherapeutische Techniken.

4.4 Das Thema Selbstwert in der Gruppentherapie

Einige der bis hier geschilderten Interventionen werden in der klinischen Praxis vorrangig im Rahmen einer Gruppentherapie vermittelt, etwa COMET oder der kognitive Therapieansatz von Fennell. Darüber hinaus gilt ganz grundsätzlich, dass das Thema Selbstwert gewinnbringend in eine Gruppentherapie eingebracht werden kann. Dabei gibt es unserer Erfahrung nach sehr viele Vorteile des Gruppensettings, vor allem, wenn die Gruppentherapie nicht die alleinige Behandlungskomponente darstellt. Im Folgenden möchten wir auf die Rahmenbedingungen einer Gruppentherapie zum Thema Selbstwert eingehen (vgl. Kapitel 4.4.1) und einige Beispiele und Empfehlungen für das inhaltliche Vorgehen geben (vgl. Kapitel 4.4.2).

4.4.1 Rahmenbedingungen

Unterschiedliche Gruppenformate

Gruppenformate. Gruppentherapeutische Angebote zu Selbstwert können in Abhängigkeit verschiedener Merkmale sehr unterschiedlich ausfallen:

- *Setting:* Im stationären oder teilstationären Kontext sind Gruppentherapien häufig und werden z. T. mehrfach pro Woche angeboten. So findet in vielen psychiatrischen Kliniken ein- bis zweimal wöchentlich eine Psychotherapiegruppe für die stationären Patientinnen statt. Da Patientinnen hier in der Regel stärker beeinträchtigt sind und akut belastet sein können, muss geprüft werden, ob sich die Teilnehmerinnen zum gegenwärtigen Zeitpunkt auf das Thema Selbstwert einlassen können – dies kann aber durchaus der Fall sein. Für den ambulanten Kontext eignet sich das Thema Selbstwert ebenfalls gut, üblich ist dann eine vorher feststehende Anzahl von Sitzungen, die in der Regel einmal wöchentlich stattfinden (100 Minuten). Allerdings werden Gruppentherapien in der ambulanten Praxis noch immer selten beantragt.
- Vom Setting hängt oft auch ab, ob Gruppen offen (Teilnehmerinnen in jeder Sitzung variieren), halboffen (Teilnehmerinnen verlassen die Gruppe, neue kommen hinzu, es besteht ein fester Kern) oder geschlossen sind (feste Anzahl von Teilnehmerinnen, häufiges Format im ambulanten Kontext, dann 6 bis 9 Teilnehmerinnen).
- *Teilnehmende:* Für eine selbstwertorientierte Gruppentherapie ist in der Regel keine Diagnosehomogenität notwendig, sondern es können Patientinnen mit unterschiedlichen Hauptdiagnosen (z. B. affektive Störungen, Angststörungen, Essstörungen) in einer Gruppe zusammengebracht werden, solange eine Indikation für die Arbeit am Selbstwert besteht (siehe unten).

- *Schwerpunktsetzung:* Im Rahmen einer psychiatrischen Versorgung im stationären Kontext stellt Selbstwert oftmals nur eines von vielen Themen der „Psychotherapiegruppe“ dar, die Thematisierung bleibt damit naturgemäß oberflächlicher oder kann abhängig vom Grad der Beeinträchtigung der Patientinnen auf psychoedukative Inhalte begrenzt bleiben (vgl. Kapitel 4.1). Soll das Thema Selbstwert über mehrere Sitzungen und aufeinander aufbauend vermittelt werden, ist ein halboffenes oder geschlossenes Format vorzuziehen. Dabei kann auf ein spezifisches Verfahren (z.B. COMET, vgl. Kapitel 4.3.1) zurückgegriffen oder unabhängig von einer spezifischen Herangehensweise am Selbstwert gearbeitet werden.

Zeitpunkt. Zum idealen Zeitpunkt für die Thematisierung von Selbstwert in der Gruppe liegen keine Daten oder allgemeingültigen Empfehlungen vor.

Stabilisierung und Rückfallprophylaxe

Im ambulanten Setting haben wir gute Erfahrungen mit gruppentherapeutischen Angeboten für Patientinnen gemacht, die sich im letzten Drittel ihrer ambulanten Behandlung befanden oder im Anschluss an einen (teil-)stationären Aufenthalt eine zeitlich begrenzte ambulante Gruppe besuchten – oft mit dem Ziel einer weiteren Stabilisierung und Rückfallprophylaxe. Wenn psychische Störungen mindestens teilremittiert sind und Patientinnen wieder in der Lage sind, am Leben teilzunehmen und womöglich auch ihren Beruf wieder auszuüben, sind sie in der Regel auch fähig, Übungen zwischen den Sitzungen eigenständig umzusetzen – was gerade für das Thema Selbstwert zentral ist.

Umgang mit interaktionellen Schwierigkeiten durch die „Selbstwertstörung“

Dysfunktionaler Selbstwert in Gruppe deutlicher

In der Gruppe sehen sich Patientinnen viel unmittelbarer mit einer potenziell selbstwertschädlichen Bewertung anderer Menschen konfrontiert. Daher treten dysfunktionale selbstwertbezogene Verhaltensweisen im Gruppenkontext oftmals offener zutage als in der Einzeltherapie. Patientinnen können sich in der Gruppe zum Beispiel sehr raumgreifend verhalten oder im Übermaß eigene Erfolge herausstellen – bis hin zur Abwertung von Mitpatientinnen. Wieder andere schweigen, nutzen oberflächliche Phrasen und berichten kaum persönliches Erleben. Wo immer möglich, sollten solche Verhaltensweisen behutsam markiert und rückgemeldet werden (vgl. Beispiel), damit Patientinnen die Chance erhalten, in einem geschützten Rahmen ein alternatives Verhalten zu erproben und neue Erfahrungen zu machen. Dies gelingt sicherlich leichter in Gruppen, in denen das Klima von Offenheit und gegenseitigem Vertrauen geprägt ist (vgl. auch Kapitel 4.4.2).

Beispiel: Frau D. – Schweigen

Th.: Frau D., ich habe den Eindruck, dass Sie heute sehr still sind. Gibt es etwas, das es Ihnen schwer macht, sich mitzuteilen?

Frau D.: Ach, ich weiß nicht ... mir fällt nicht so recht was ein, was für die anderen interessant sein könnte.

Th.: Solche Tage gibt es. Aber kennen Sie den Gedanken „Ich hab ja gar nichts Interessantes zu erzählen" von sich? Kommt der Ihnen öfter in den Sinn?

Frau D.: ... hm, ja, das denke ich ganz schön oft.

Th.: (an die anderen Gruppenmitglieder) Kennen Sie das auch? Oder dass Sie sich damit beschäftigen: Was könnten die anderen von mir denken?

Frau M.: Also, ich mache mir manchmal Sorgen, ob das, was ich sage, richtig ist. Früher habe ich dann lieber nichts gesagt.

Th.: Aha, Sie kennen so ähnliche Befürchtungen wie Frau D., nicht interessant genug zu sein, vielleicht das Falsche zu sagen. Das ist auch meine Erfahrung - dass Patientinnen und Patienten das ganz schön oft umtreibt. Und solche Gedanken führen dann dazu, dass man zum Beispiel nicht viel sagt und sich zurückzieht. Lassen Sie uns das doch mal genauer anschauen. Ich finde, das passt inhaltlich super zu unserem Thema Selbstwert ... Frau D., ist das in Ordnung für Sie?

Gerade Patientinnen mit Persönlichkeitsakzentuierungen oder -störungen (z. B. narzisstische oder selbstunsicher-vermeidende Persönlichkeitsstörung) sollten selbstwertbezogene Schemata und Copingstile idealerweise zuvor bereits so weit reflektiert haben, dass ein Arbeiten in der Gruppe möglich ist. Ist dies der Fall, bietet es sich an, im Vorgespräch mit der Gruppentherapeutin zu antizipieren, welche schwierigen Verhaltensweisen in der Gruppe auftreten könnten und zu überlegen, wie damit umgegangen werden soll. Es kann hilfreich sein, wenn die Therapeutin bereits prophylaktisch die „Einwilligung" der Patientin einholt, dass sie problematische Verhaltensweisen in der Gruppe (z. B. sehr raumgreifendes Verhalten, Mitpatientinnen Ratschläge erteilen, Schweigen, Vermeiden persönlichen Einbringens) rückmelden darf. Patientinnen fällt es dann leichter, eine potenziell selbstwertbedrohliche Rückmeldung anzunehmen und konstruktiv zu verwerten (vgl. Beispiel).

Beispiel: Herr S. – Raumgreifendes Verhalten

Th.: Herr S., darf ich Sie kurz unterbrechen? Sie hatten mich in unserem Vorgespräch darum gebeten, Ihnen Bescheid zu sagen, wenn Sie viel reden und kein Ende finden. Ich habe den Eindruck, dass das jetzt gerade der Fall ist. Und ich würde da gerne zusammen mit Ihnen und der Gruppe hinschauen. Ist das in Ordnung?

Herr S.: ... Oh, ... okay. Ich habe das gar nicht gemerkt, ich war so in Fahrt. *(an die Gruppe gerichtet)* Es tut mir leid.

Th.: Alles in Ordnung. Ich habe das Gefühl, dass Sie so in Fahrt geraten sind, könnte etwas mit dem Selbstwertgefühl zu tun haben. Das ist ja der Grund, warum wir alle hier sind. Darf ich Ihnen ein paar Fragen dazu stellen?

Herr S.: Okay.

Th.: Unmittelbar, bevor Sie dran waren, hat Frau M. berichtet, wie gut ihr die Hausaufgabe gelungen ist. Was ist denn da bei Ihnen innerlich abgelaufen?

Herr S.: Hm, also, ich bin da irgendwie gestresst geworden. Das war ich vorher aber auch schon ein bisschen, ich hatte heute ja nicht so einen tollen Tag. Aber als die Nadja dann angefangen hat zu erzählen, was sie alles gemacht hat seit der letzten Sitzung ...

Th.: ... da haben Sie ganz schön viel Stress bemerkt. Was ging Ihnen denn da genau durch den Kopf?

Herr S.: Dass ich doch auch was zu sagen habe! Und dass ich hier auch meinen Raum bekommen möchte! Und ich hab mich auch ein bisschen über mich geärgert, dass ich nicht alles umgesetzt hab bei den Hausaufgaben, was ich mir vorgenommen hatte. Also, irgendwie war ich total verunsichert in dem Moment. Und bin es auch noch, vor allem, wo Sie mich jetzt unterbrochen haben. Ich mach gerade alles falsch.

Th.: Den Gedanken kennen Sie, nicht wahr, „Ich mach gerade alles falsch“, den haben Sie öfter? Wo Sie gleichzeitig doch eigentlich den Wunsch haben, gemocht und anerkannt zu werden.

Herr S.: Ja ... *(seufzt)* Und dann neige ich dazu, einfach ganz viel zu reden und die anderen nicht mehr zu Wort kommen zu lassen. Das habe ich mir ja schon mal mit meinem Einzeltherapeuten angeschaut.

Frau M.: Ah, das ist echt gut, dass du das erklärst. Ich war nämlich gerade richtig vor den Kopf gestoßen und fand dich, um ehrlich zu sein, ganz schön unhöflich. Ich wäre gar nicht auf die Idee gekommen, dass du gerade eher unsicher bist.

Herr S.: Naja, es ist ja auch ziemlich unangenehm, so unsicher zu wirken.

Frau T.: Super, dass du so offen bist, also, hier in der Gruppe fände ich das gar nicht schlimm, wenn du dich mal unsicher zeigst.

Th.: *Herr S., das haben Sie eben richtig gut erkannt und benannt, prima! Es ist bestimmt gar nicht einfach, über seine Unsicherheit so offen zu sprechen, wenn man die sonst am liebsten versteckt. Vielleicht ist es ja tatsächlich etwas, was Sie mal ausprobieren können, hier in der Gruppe:* den anderen etwas mehr von der Unsicherheit, die Sie spüren, auch zu zeigen? *(an die Gruppe gerichtet)* Lassen Sie uns jetzt zurück zum Thema kommen. Herr R., Sie sind an der Reihe, welche Erfahrung haben Sie mit der Hausaufgabe gemacht?

4.4.2 Empfehlungen und Hinweise für das inhaltliche Vorgehen

Alle bislang genannten Interventionen können auch im Gruppenkontext angewendet werden. Einige grundsätzliche Hinweise und Empfehlungen sollen hier jedoch genannt werden.

Förderung von Offenheit und Selbstoffenbarung

Entgegengesetzt zur Scham handeln

Ein niedriges Selbstwertgefühl hängt eng mit Gefühlen von Scham und Minderwertigkeit zusammen. Diese Gefühle signalisieren Patientinnen, sich anderen nicht so zu zeigen, wie sie sind – indem sie sich beispielweise zurückziehen, wegducken oder eine Fassade aufbauen. Über sich, seine Probleme, Schwächen und Fehler zu sprechen, ist ein der Scham entgegengesetztes Verhalten. Gelingt es Patientinnen, sich in der Gruppentherapie einzulassen, zu öffnen und authentischer zu zeigen, können sie neue, hilfreiche Erfahrungen machen – wichtige Bausteine für die Förderung eines gesunden Selbstwerts.

Eine solche Offenheit kann zum Beispiel bereits in der ersten Gruppensitzung gefördert werden, indem Patientinnen nach ihren Erwartungen und Wünschen an die Gruppe gefragt und gemeinsam Regeln für ein gutes Miteinander erarbeitet werden. In der Regel bringen die Patientinnen proaktiv ein, dass sie sich mitteilen möchten und sich dies auch von den anderen wünschen. Vereinbarungen zur Vertraulichkeit (z. B. „Was in der Gruppe passiert, bleibt in der Gruppe!") sind eine wichtige Basis für Offenheit. Im weiteren Verlauf kann die Therapeutin auf vereinbarte Regeln verweisen. Offenheit und persönliches Einbringen sollten verstärkt werden (sofern es nicht ausufert, vgl. Beispiel oben), Barrieren – die wahrscheinlich die meisten Teilnehmerinnen teilen – benannt und Schamgefühle normalisiert. Mehr noch als die Rückmeldungen von Seiten der Therapeutin sind hier Rückmeldungen der Mitpatientinnen wertvoll, eine Bezugnahme aufeinander sollte daher immer verstärkt werden.

Beispiel: Verstärkung von Offenheit und Selbstoffenbarung

Frau S.: *(in der Rückmelderunde am Ende der Sitzung)* ... und dann möchte ich gerne noch sagen, dass mich heute sehr gefreut hat, dass du, Diana *(wendet sich an Mitpatientin)* heute so viel von dir berichtet hast. Ich habe dich bisher eher als etwas stiller erlebt. Ich fand das schön, dich heute besser kennenzulernen und ich kann mich so sehr in das reinversetzen, was du über deine Abgrenzungsprobleme erzählt hast, das geht mir echt ganz genau so!

Frau M.: *(lächelt)* Danke, das ist lieb von dir. Es fiel mir gar nicht leicht, aber ich bin sehr froh, dass ich euch heute mehr erzählt habe.

Th.: Das hat Sie heute richtig Überwindung gekostet, über Ihre Schwierigkeiten zu berichten, oder? Wie fühlt es sich jetzt für Sie an?
Frau M.: Irgendwie fühle ich mich viel ... leichter. Es hat richtig gutgetan, so viel Verständnis zu bekommen.
Th.: Genau dafür ist die Gruppe da. Frau S., schön, dass Sie das am Ende unserer heutigen Sitzung nochmal aufgegriffen haben!

Förderung einer wohlwollenden Sichtweise und eines wohlwollenden Umgangs

Verstärkung wohlwollender Rückmeldungen

Patientinnen fällt es in der Regel deutlich leichter, wohlwollend auf andere Menschen – etwa ihre Mitpatientinnen in der Gruppe – als auf sich selbst zu schauen. Entsprechende Äußerungen sind in der Gruppe sehr willkommen, sofern sie angemessen formuliert werden und nicht vorrangig einen Ratschlag gebenden Charakter haben. Oft sind Rückmeldungen, die Patientinnen sich gegenseitig geben, nachhaltiger, als wenn allein die Therapeutin versucht, eine veränderte Sichtweise zu fördern.

Beispiel: Förderung einer wohlwollenden Sichtweise in der Gruppe

Die Gruppenteilnehmer berichten davon, wie sie ihre Vorhaben in Bezug auf das Thema Selbstfürsorge umgesetzt haben.
Frau X.: Also, ich war zwar beim Friseur, aber ich konnte das echt gar nicht genießen. Als ich gerade vor der Tür stand, ruft meine Tochter an und fragt, ob ich nicht bei ihr zu Hause auf den Stromableser warten könne, der war noch nicht da und sie musste dringend los. Aber jetzt war ich ja gerade beim Friseur angekommen und die Friseurin hatte mich auch schon gesehen, da konnte ich ja schlecht wieder gehen ... Ich habe meiner Tochter dann tatsächlich gesagt, ich schaff's nicht. Und hab mich so schlecht gefühlt, während die mir die Haare gemacht hat, richtig schuldig. Hab die ganze Zeit drüber nachgedacht, ob ich nicht doch hätte den Friseurtermin sausen lassen sollen. Meine Tochter hat doch immer so einen Stress und ich hab ja eigentlich Zeit ...
Frau P.: Also ich finde, da gehst du ein bisschen hart mit dir ins Gericht. Auch wenn du mehr Zeit hast als deine Tochter, darfst du dir doch Zeit für dich nehmen!
Frau X.: Meinst du?
Herr N.: Ja, das ist doch total wichtig!
Frau P.: Und schau doch mal, wieviel du in der übrigen Zeit für deine Tochter tust, das ist überhaupt nicht selbstverständlich.
Frau S.: Und genau darum geht es doch gerade hier, dass wir üben, mehr auf uns zu achten!

Th.: Frau X., die Gruppe hat da gerade ganz spontan und ganz überzeugt eine andere Sichtweise vertreten. Wie ist das für Sie?

Frau X.: Also, ich bin erstaunt. Aber es ist irgendwie beruhigend, dass ich vielleicht gar nicht so selbstsüchtig wirkte, wie ich mich gefühlt habe.

Th.: Es ist für Sie beruhigend, dass die anderen keine schlechte Meinung von Ihnen haben. ... Hm, lassen Sie uns nochmal etwas anderes versuchen: Können Sie die Rückmeldung der Gruppe auch nutzen, um zu üben, *selbst* freundlicher auf sich zu schauen?

Frau X.: Es fühlt sich ein bisschen ungewohnt an, aber wahrscheinlich meinen Sie, dass ich mir sage: Es war okay, dass ich meinen Termin wahrgenommen habe. Ich darf mir auch mal Zeit für mich nehmen. Ich darf auch mal eine Bitte ablehnen.

Th.: Ja, genau. Prima! – Wie fühlt es sich an, sich das selbst so zu sagen?

(...)

Wird in einer Gruppentherapie der inhaltliche Schwerpunkt „Selbstwert" genutzt, bietet es sich an, kleinere Interventionen zur Förderung einer wohlwollenden Sichtweise oder eines wohlwollenden Umgangs zu einem festen Ritual zu machen. So könnte die Gruppensitzung z. B. jeweils mit einer „Loberunde" begonnen werden (vgl. Kapitel 4.3.1). Äußerungen, die von einem wohlwollenden inneren Anteil kommen, können herausgearbeitet und auf einem besonderen Flipchart gesammelt werden (vgl. auch Abbildung 8 auf Seite 118).

Achtsamkeit für Selbstkritik

Patientinnen mit Selbstwertproblemen fällt es oft schwer, wohlwollend und freundlich mit sich umzugehen – im Gegenteil, sie sind häufig selbstkritisch und selbstabwertend oder stellen hohe Forderungen an sich, meist ohne dies aktiv zu reflektieren. Wird dies zum Thema in der Therapie gemacht, dann hat das Gruppenformat viele Vorteile: Nicht nur Patientin und Therapeutin können auf Anzeichen von Selbstkritik achten, sondern auch die Mitpatientinnen gegenseitig. Entsprechende Äußerungen können beispielsweise auf einem Flipchart über mehrere Gruppensitzungen hinweg gesammelt werden, um Achtsamkeit und eine erste Distanzierung in Bezug auf diese Gedanken zu fördern und gleichzeitig in entlastender Weise deutlich zu machen: Selbstkritische Gedanken und entsprechende Gefühle kennen die meisten der anwesenden Gruppenmitglieder!

Selbstkritik und Selbstlob festhalten

Abbildung 8 zeigt selbstkritische und wohlwollende Äußerungen, die in einer ambulanten Gruppentherapie über acht Sitzungen gesammelt und auf zwei unterschiedlichen Flipchart-Papieren notiert wurden. Es bietet sich an, die

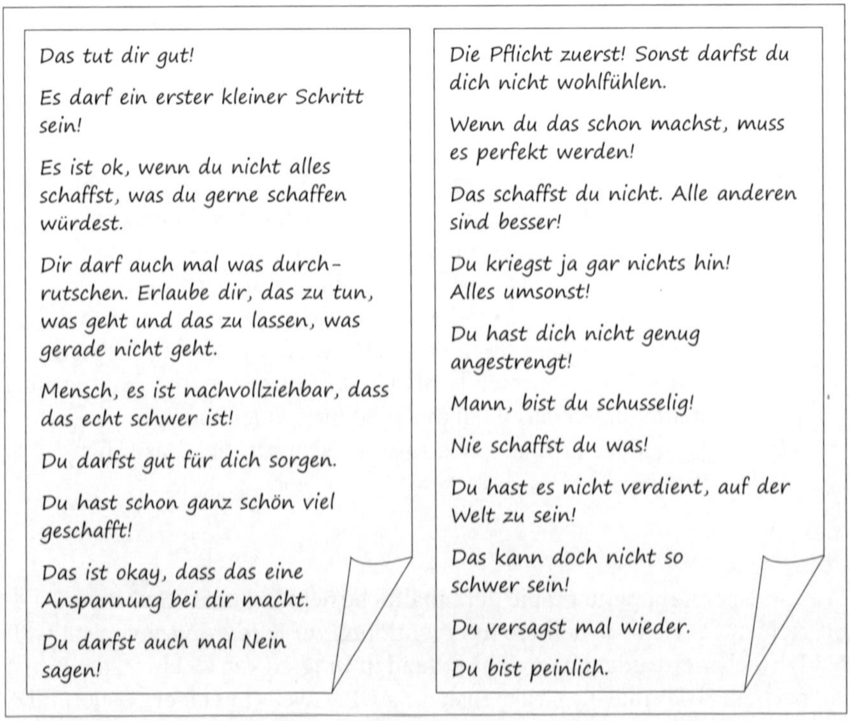

Abbildung 8: Wohlwollende Äußerungen (links) und selbstkritische Äußerungen (rechts) der Teilnehmerinnen einer Gruppentherapie zu Selbstwert

selbstkritischen Äußerungen in der Farbe Rot niederzuschreiben und für die wohlwollende Kognitionen die Farbe Grün zu wählen.

Eine weitere Möglichkeit besteht darin, eine „Hüterin der Selbstkritik" zu bestimmen. Mit einem Gong oder einer Klingel kann diese Hüterin selbstkritische Äußerungen von Gruppenmitgliedern markieren, was zu einem Innehalten führt und – nach etwas Übungspraxis – die Möglichkeit zu einer unmittelbaren Korrektur der Äußerung verschafft. Diese Rolle sollte in jeder Sitzung von einer anderen Teilnehmerin übernommen werden.

Erlebnisaktivierende Übungen

Erlebnisaktivierung fördert Lernen

Gerade in der Psychotherapie gelingt es aufgrund von Erfahrungen oft leichter und nachhaltiger, Neues zu lernen.

Erlebnisaktivierende Übungen fördern einen solchen Zugang und sind in der Gruppe besonders gut zu realisieren. Ein Beispiel ist die Busfahrer-Metapher, welche auf Seite 68 beschrieben wird. Sie kann in der Gruppe im Rollenspiel umgesetzt werden. Dabei verkörpern einige Gruppenmitglieder die Passagiere und reden auf die Patientin ein – die verschiedene Umgangsweisen mit diesen unmittelbar erproben kann. Ein weiteres Gruppenmitglied übernimmt die Rolle der selbstwertrelevanten Ziele und Werte und ruft diese, z. B. mithilfe eines kurzen Satzes in Erinnerung oder hält einen Zettel mit einem Schlagwort hoch.

Auch mit externalisierten inneren Anteilen – einem wohlwollenden Begleiter und einem inneren Kritiker (vgl. Kapitel 4.3.2) – lässt sich erlebnisaktivierend in der Gruppe arbeiten, etwa im Rahmen einer Stuhlübung. Hier können unterschiedliche Zielsetzungen verfolgt werden: Beispielsweise kann es darum gehen, zu spüren, mit welchen Emotionen und mit welchem Erleben die einzelnen Anteile verbunden sind, oder Patientinnen erproben, wie der kritische Anteil am besten begrenzt werden kann. Das folgende Beispiel zeigt, wie eine Stuhlübung eingesetzt werden kann. Hier haben die Teilnehmerinnen zuvor bereits ausführlich zu ihren inneren Anteilen gearbeitet und für sich passende Visulisierungen für den wohlwollenden und den kritischen inneren Anteil entwickelt.

Beispiel: Frau B. – Stuhlübung mit inneren Anteilen

Frau B. schildert in der Gruppe eine Situation aus den letzten Tagen, in der sie ihren Vorsatz, ins Fitness-Studio zu gehen, nicht umgesetzt hat. Schräg hinter ihr werden nun auf jeweils einem Stuhl der kritische Anteil und der wohlwollende Anteil positioniert, die von zwei Mitpatientinnen verkörpert werden. Frau B. erteilt genaue Regieanweisungen für den kritischen Anteil und beschreibt, was dieser in welcher Weise von sich gibt: „Na, hast du es mal wieder nicht hinbekommen? Ist doch eigentlich nicht so schwer. Schaffen andere auch. Nur du hast wieder faul auf dem Sofa rumgelegen! Du hast echt kein Durchhaltevermögen!“

Die Mitpatientin, die den kritischen Anteil verkörpert, setzt dies entsprechend um. Frau B. verspürt Scham und Wertlosigkeit, sie versucht, sich zu behaupten, was ihr aber nicht so recht gelingen will. Sie hält sich irgendwann die Ohren zu: „Das ist so eine Situation, in der ich einfach den Fernseher anmache, um gar nichts mehr zu spüren!“

Nun wird der wohlwollende Anteil ins Spiel gebracht, wobei Frau B. hier weniger konkrete Regieanweisungen zu erteilen vermag. Therapeutin und Gruppe unterstützen daher: Was könnte dieser Anteil wie sagen? Frau B. erprobt verschiedene Vorschläge und spürt, welche Äußerungen besonders hilfreich und wohltuend für sie sind. Sie entscheidet sich für die folgenden Sätze: „Das ist okay. Es ist eben nicht leicht, wieder aufzustehen, wenn man erstmal auf dem Sofa sitzt. Lass uns schauen, wie es beim nächsten Mal funktionieren kann.“ Außerdem kommt in der Gruppe die Idee auf, dass der wohlwollende Anteil Frau B. die Hand auf die Schulter legen könnte, um sie dabei zu unterstützen, diese Sätze auszusprechen. Frau B. erlebt dies als überaus hilfreich und stellt fest, dass ihre Stimme dann viel fester und wärmer klingt.

In einem weiteren Schritt nutzt sie den wohlwollenden Anteil, um sich in Bezug auf den kritischen Anteil „coachen" zu lassen. Auch hier spielt sie verschiedene Reaktionsweisen durch und bemerkt zu ihrem Erstaunen, dass der kritische Anteil sich umso besser begrenzen lässt, je freundlicher und verständnisvoller sie ihn in seine Schranken weist: „Ich weiß, wenn so etwas passiert wie mit dem Fitness-Studio, bist du immer ganz alarmiert. Es gibt bestimmt einen guten Grund, warum du da bist und warum du dich so verhältst. Aber jetzt gerade bist du nicht hilfreich. Mit dem Fitness-Studio will ich mir was Gutes tun – nicht noch mehr schlechte Gefühle bekommen. Daher möchte ich jetzt mit meinem wohlwollenden Anteil darüber sprechen, wie ich es schaffen kann, das nächste Mal dort hinzugehen. Und du darfst dich jetzt gerne ein bisschen ausruhen." Die den kritischen Anteil verkörpernde Mitspielerin berichtet, dass sich dies überraschend anfühle und sie nicht mehr den drängenden Wunsch verspüre, dagegenzuhalten und Frau B. von ihrem Versagen zu überzeugen.

Stuhlübungen mit unterschiedlichen Zielsetzungen

Je nach Zielsetzung sollte für eine Stuhlübung in der Gruppe ausreichend Zeit eingeplant und für das Spüren und Erfahren genügend Raum gelassen werden. Selbst wenn nur eine kurze Sequenz von wenigen Sekunden „gespielt" wird, kann dafür eine halbe Gruppensitzung oder mehr benötigt werden. Es ist zu bedenken, dass auch Mitspielerinnen in der Regel Gefühle erleben, die nicht selten in enger Verbindung zu ihrer Rolle stehen, sodass ggf. auch auf diese eingegangen werden muss. Auch wenn solche aufwändigeren Übungen nicht für jede einzelne Patientin durchgeführt werden können, ist unsere Erfahrung, dass Mitpatientinnen auch von der Beobachtung profitieren.

Fazit

Das Gruppensetting stellt eine sehr gut geeignete Möglichkeit für den Einsatz selbstwertbezogener Interventionen dar.

5 Evidenzlage und wissenschaftliche Beurteilung

Wie im vorangegangenen Kapitel dargestellt, existiert eine Vielzahl verschiedener Interventionen, um einen gesunden Selbstwert bei Patientinnen zu stärken. Diese erscheinen in der Theorie zumeist intuitiv sinnvoll. Sie werden – vermutlich – von vielen Kolleginnen und Kollegen in ihrer täglichen beruflichen Praxis angewandt. Doch als wie wirksam erweisen sie sich, wenn wir wissenschaftliche Belege heranziehen? Speziell in der deutschen Psychotherapie-Literatur steht die Vielzahl an publizierten Ideen und Vorschlägen zur Behandlung von Selbstwertproblemen leider fehlenden oder wenig belastbaren Wirksamkeitsstudien gegenüber. International sieht es etwas besser aus, in der Summe ist die wissenschaftliche Evidenz für selbstwertorientierte Interventionen zum gegenwärtigen Zeitpunkt jedoch keineswegs ausreichend, um die Wirksamkeit dessen, was plausibel erscheint, auch ausreichend evidenzbasiert abzusichern.

Viele Ideen, wenige Wirknachweise

Dies vorweggenommen wollen wir dennoch einen Überblick zum Stand der Forschung geben, einzelne Interventionen im Hinblick auf ihre Evidenz positiv herausheben und offene Fragen diskutieren.

5.1 Wirksamkeit selbstwertspezifischer Interventionen

Einige Wirksamkeitsstudien widmeten sich dem kognitiven Therapieansatz von Melanie Fennell (vgl. Kapitel 4.2.6). Dabei wurde keine Studie von der Autorin selbst initiiert und durchgeführt, sodass ein entsprechender Verzerrungseffekt („allegiance") ausgeschlossen werden kann. Sieben Studien mit Prä-Post-Design, darunter drei randomisiert-kontrollierte Studien (RCTs), wurden in einer Metaanalyse zusammenfassend beurteilt (Kolubinski, Frings, Nikčević, Lawrence & Spada, 2018). In fünf davon wurden die kognitiven Interventionen im Sinne einer Psychotherapie mit wöchentlichen Sitzungen vermittelt – zumeist in Gruppen, nur in einer Studie im Einzelformat.

Kognitive Therapie nach Fennell wirksam

In der Metaanalyse ergab sich ein großer Effekt hinsichtlich der Verbesserung des Selbstwerts ($d=1.12$), sodass grundsätzlich angenommen werden kann, dass die kognitiven Interventionen wirksam den Selbstwert stärken. In ähnlicher Größenordnung reduzierte sich durch die Selbstwerttherapie auch die depressive Symptomatik (d=1.20).

Der Therapieansatz nach Fennell wird in der schottischen Region Fife nach entsprechender Überweisung als Gruppentherapie „Overcoming Low Self-Esteem" angeboten. Swartzman, Kerr und McElhinney (2021) untersuchten dort die Wirksamkeit unter Versorgungsbedingungen und legten erstmals auch Katamnesedaten vor.

Verbesserung des Selbstwerts stabil

Bei den über 200 Teilnehmerinnen der Selbstwert-Therapiegruppen kam es im Mittel zu einer starken Verbesserung der Selbstwertsymptomatik, sowie depressiver und Angstsymptome, die über drei Monate stabil blieb. Die Studie von Swartzman et al. gibt auch Hinweise darauf, für welche Patientinnen die Gruppentherapie geeignet erscheint: solche, mit leichter oder mittlerer Angst- und depressiver Symptomatik. Teilnehmerinnen mit hoher Symptombelastung brachen das Gruppenprogramm überdurchschnittlich häufiger ab, sodass hier intensivere oder ergänzende Interventionen notwendig scheinen.

Unter den selbstwertspezifischen Interventionen ist die Wirksamkeit des Competitive Memory Trainings (COMET; vgl. Kapitel 4.3.1) von Korrelboom et al. empirisch ebenfalls gut belegt. Neben einigen Pilot- und nicht randomisierten Studien liegen bereits fünf RCTs vor, die den Effekt des Trainings auf den Selbstwert für verschiedene Patientengruppen untersuchten (z. B. Korrelboom, Maarsingh & Huijbrechts, 2012). COMET wurde hier zusätzlich zu einer in der Versorgung üblichen Therapie angeboten, die in den meisten Fällen in einer störungsspezifischen kognitiven Verhaltenstherapie bestand. Die Kontrollgruppe erhielt also eine klassische KVT, die Experimentalgruppe zusätzlich die COMET-Intervention, meist als Gruppenangebot über acht Sitzungen. Für Persönlichkeitsstörungen, depressive Störungen und Essstörungen ergaben sich große Effektstärken: Im Vergleich zur Kontrollgruppe stieg der Selbstwert in der Experimentalgruppe (KVT + COMET) signifikant stärker an (d=0.8–1.2). Etwa ein Viertel der Patientinnen verbesserte sich beim Selbstwert klinisch signifikant, d. h. ihr Selbstwert lag nach der Psychotherapie nicht mehr im pathologischen Bereich.

In zwei weiteren RCTs mit Patientinnen aus dem schizophrenen Störungsspektrum war Selbstwert nicht die primäre Outcome-Variable, wurde jedoch mit untersucht. Diese Studien konnten jedoch keine ausreichenden Belege für die Wirksamkeit von COMET bei Psychosen liefern.

Stabilität der Effekte noch nicht klar

Da die meisten Studien in den Niederlanden unter Versorgungsbedingungen durchgeführt wurden und der Kontrollgruppe nach einer Wartezeit ebenfalls COMET angeboten wurde, konnten belastbare Follow-up-Daten nicht oder nur für einen relativ kurzen Beobachtungszeitraum erhoben werden, sodass Aussagen über die Stabilität der erreichten Veränderungen eingeschränkt sind. In einer Studie blieb die Verbesserung des Selbstwerts bei Patientinnen mit depressiven Störungen über einen Sechs-Monats-Zeitraum stabil.

Die Manualtreue wurde in den Studien in der Regel kontrolliert. Allerdings wurde nicht überprüft, inwieweit die Patientinnen die bei COMET so wichtigen Hausaufgaben auch umgesetzt hatten und wie sich dies auf den Erfolg der Intervention auswirkte. Die Eigeninitiative der Patientinnen könnte einen wichtigen Moderator bei der Wirksamkeit des COMET-Programms darstellen.

Herauszuheben ist eine Studie von Staring et al. (2016), die COMET mit einer ebenfalls auf Selbstwert ausgerichteten, alternativen Intervention verglichen. Dabei handelte es sich um eine Sonderform der Eye Movement Desensitization and Reprocessing Therapy (EMDR). Untersucht wurden Patientinnen mit verschiedenen Angststörungen in einem sogenannten Crossover-Design: Sie erhielten jeweils sechs Sitzungen COMET und sechs Sitzungen EMDR, variiert wurde dabei die Reihenfolge, in der diese Interventionen erfolgten.

COMET der EMDR überlegen

COMET führte verglichen mit EMDR zu einer stärkeren Verbesserung des Selbstwerts (d=1.25 bzw. 0.46) und einer deutlicheren Reduktion depressiver Symptome, während Angstsymptome während beider Interventionen in gleichem Maße zurückgingen. Dies spricht für eine höhere Wirksamkeit von COMET in Bezug auf den Selbstwert im Vergleich zu EMDR, allerdings fehlen bislang Studien, die diesen Befund replizieren. Überdies weist die Studie auf mögliche Reihenfolgeeffekte hin.

Selbstwertverbesserung, aber unzureichende Datenlage

Für Interventionen nach dem Ansatz von Potreck-Rose und Jacob (2003) liegen insgesamt leider nur wenige Daten zur Wirksamkeit vor. Beispielweise untersuchten Hilbert et al. (2019) 147 Patientinnen mit der Diagnose einer affektiven Störung, die während ihres stationären Aufenthalts eine an Potreck-Rose und Jacob (2003) angelehnte Selbstwert-Gruppe besuchten; Ziel der Studie war jedoch nicht eine Überprüfung der Wirksamkeit der Gruppenintervention in Bezug auf den Selbstwert, sondern zu prüfen, ob sich *depressive* Symptome durch selbstwertbezogene Interventionen bedeutsam reduzieren ließen. Dies war der Fall, zudem konnten Hilbert et al. interessanterweise zeigen, dass depressive Symptome bei denjenigen Patientinnen deutlicher abnahmen, die in Bezug auf den Selbstwert mehr vom Therapieprogramm profitierten, unabhängig vom Ausgangswert. Diese Befunde blieben bestehen, wenn für die eindeutig selbstwertbezogenen depressiven Symptome kontrolliert wurde.

Einige der im Behandlungsteil aufgeführten Interventionen (vgl. insbesondere Kapitel 4.3.2) sind zudem selbstmitgefühlsbasierten Therapieansätzen entnommen. Ein zusammenfassender Exkurs zu den Wirksamkeitsnachweise für selbstmitgefühlsbasierte Interventionen findet sich im folgenden Kasten.

Exkurs: Zur Wirksamkeit selbstmitgefühlsbasierter Interventionen

Zur Wirksamkeit selbstmitgefühlsbasierter Interventionen liegen bereits zahlreiche Studien vor. Über die verbreiteten Ansätze von Gilbert (z. B. 2014; Compassion Focused Therapy, CFT) und Neff und Germer (2013; Mindful Self-Compassion Training, MSC) hinaus existieren etliche weitere Trainingsprogramme. Ein Überblick dazu findet sich beispielsweise bei Kirby (2016). Die Trainingsprogramme überlappen sich jedoch oft inhaltlich so stark, dass Wirksamkeitsstudien zu Selbstmitgefühl nicht klar einem bestimmten Ansatz zugeordnet werden können. In zwei Metaanalysen wurde die Wirksamkeit selbstmitgefühlsbasierter Interventionen daher zusammenfassend beurteilt: Bei Kirby, Tellegen und Steindl (2017) auf Basis von 21 RCTs, bei Ferrari et al. (2019) auf Basis von 27 RCTs. Beide Metaanalysen kommen zu dem Ergebnis, dass selbstmitgefühlsbasierte Interventionen signifikant wirksamer sind (moderate Effektstärken) als eine Kontrollbedingung (Wartegruppe oder alternative Intervention). Sie erhöhen nicht nur das Selbstmitgefühl, sondern reduzieren auch die psychische Belastung (z. B. Depressivität, Angst oder Rumination). Der Wert dieser Aussage für die psychotherapeutische Praxis ist allerdings eingeschränkt, denn nur in einem Teil der Studien wurden auch Patientinnen mit psychischen Störungen oder körperlichen Erkrankungen (z. B. Diabetes) untersucht. Alle anderen bezogen sich auf klinisch unauffällige oder nur subklinisch belastete Teilnehmerinnen.

Trotz der großen inhaltlichen Ähnlichkeit der verschiedenen Selbstmitgefühls-Ansätze, ist die CFT am besten untersucht, gerade auch im klinischen Kontext (Craig, Hiskey & Spector, 2020). Dagegen erscheinen die Wirksamkeitsnachweise für das MSC unzureichend gemessen an der Verbreitung und Beliebtheit des MSC in der psychotherapeutischen Praxis, weil sie sich fast ausschließlich auf nicht klinische Stichproben beziehen.

Während selbstmitgefühlbasierte Ansätze also grundsätzlich wirksam sind, ist noch nicht ausreichend geklärt, ob klinische Probandinnen von den Interventionen in gleicher Weise profitieren wie nicht klinische Probandinnen.

5.2 Zusammenfassende Beurteilung

Grundsätzlich wirksam, aber methodische Probleme

Selbstwertbezogene Interventionen sind wirksam und führen zum Teil sogar zu hohen Effektstärken bei der Veränderung des Selbstwerts. Über alle Studien und überprüften Therapieansätze hinweg lassen sich jedoch verschiedene methodische Probleme feststellen, die eine abschließende Beurteilung der Wirksamkeit selbstwertorientierter Interventionen erschweren:

- Oft sind die Stichproben klein und vorrangig, teils sogar ausschließlich weiblich, was die Generalisierbarkeit der Ergebnisse beeinträchtigt.
- Bis auf wenige Ausnahmen fehlt eine aktive Kontrollgruppe. Ein solches Gruppen-Design ist aber relevant, um z. B. für Erwartungseffekte zu kontrollieren.
- Mit wenigen Ausnahmen wurden gruppentherapeutische Interventionen untersucht, was der gängigen Praxis hierzulande eher nicht entspricht, in der Selbstwertprobleme vorrangig in der Einzeltherapie behandelt werden.
- Katamnesedaten sind selten und Katamneseintervalle kurz, sodass belastbare Aussagen über die Stabilität der erreichten Veränderungen nicht getroffen werden können.

Positiv hervorzuheben ist dagegen, dass viele Studien unter Versorgungsbedingungen durchgeführt wurden, was ihre ökologische Validität und damit Übertragbarkeit auf die Praxis erhöht.

Auf zwei Aspekte bei der Evaluation selbstwertorientierter therapeutischer Interventionen wollen wir abschließend genauer eingehen: die Operationalisierung von Selbstwert und seine ausgeprägte Korrelation mit der depressiven Symptomatik.

Die Operationalisierung von Selbstwert in Evaluationsstudien

Wie Selbstwert definiert wird und welche Instrumente zu seiner Messung eingesetzt werden können, haben wir bereits erläutert und problematisiert (vgl. Kapitel 1.1 bzw. Kapitel 3). Es überrascht, dass Selbstwert als zentrale Outcome-Variable in vielen der in diesem Kapitel vorgestellten Wirksamkeitsstudien ausschließlich auf der Grundlage eines wenige Items umfassenden Fragebogens (z. B. die Rosenberg-Skala) gemessen wurde und die Patientinnen aufgrund eines (teils recht verschieden definierten) Cut-Offs eingeschlossen wurden.

Erfassung von Selbstwert problematisch

Werden störungsspezifische Interventionen auf ihre Wirksamkeit hin überprüft, wird meist ein wesentlich größerer Aufwand betrieben, u. a. mittels strukturierter Interviews. In Bezug auf den Selbstwert ist dies sicherlich nicht einfach zu bewerkstelligen, dennoch gibt es verfügbare Alternativen zu Kurz-Fragebögen, etwa den (ergänzenden) Einsatz impliziter Messinstrumente. Das Konstrukt „Selbstwert“ muss inzwischen als multifaktoriell verstanden werden. Es wäre gerade im Psychotherapie-Kontext aufschlussreich, zu analysieren, ob die oben geschilderten Interventionen beispielsweise einen Einfluss auf Facetten wie Selbstakzeptanz oder Selbstkritik (und damit einhergehende Verhaltensstrategien) haben. Hier bieten sich zahlreiche Anknüpfungspunkte für zukünftige Studien.

Depressive Symptomatik und Selbstwert. Eine Verbesserung des Selbstwerts durch entsprechende Interventionen ging in den dargestellten Studien nahezu immer und in ähnlichem Ausmaß mit einer Reduktion depressiver Symptome einher. Nun existieren für die Behandlung von Depressionen bereits eine Vielzahl gut evaluierter, störungsspezifischer Interventionen mit meist großen Effektstärken. Provokant könnte man fragen, welchen klinischen Mehrwert die selbstwertbezogenen Interventionen bringen. Ohne Zweifel sind sie therapeutisch spannend und ergeben inhaltlich Sinn. Sie sind, auch über depressive Erkrankungen hinaus, transdiagnostisch anwendbar, was es aus Therapeutinnensicht sicherlich attraktiv macht, sie zu erlernen und anzuwenden. Bislang lässt sich jedoch nicht ausreichend belegen, dass die Behandlung einer depressiven Erkrankung besser gelingt oder das Risiko eines Rückfalls wesentlich gemindert wird, wenn wir vorrangig oder zusätzlich selbstwertbezogene Interventionen einsetzen.

Unklarer Mehrwert

Tatsächlich blicken bislang nur wenige Studien zu selbstwertbezogenen Interventionen genauer auf die komplexen Wechselwirkungen mit der depressiven Symptomatik. Dabei sind verschiedene Hypothesen auf der Basis bisheriger Forschungsergebnisse möglich:

- Patientinnen, deren Selbstwert während der Therapie gefördert wird, profitieren besser von anderen, störungsspezifischen Methoden.
- Die Förderung eines gesunden Selbstwerts kann gerade am Ende einer Behandlung ihre beste Wirkung entfalten, im Sinne einer guten Rückfallprophylaxe.
- Bei schwerer Symptomatik besteht eine Kontraindikation für die Arbeit am Selbstwert.

Reichhaltiges Feld für Forschung

Leider kann keine dieser Hypothesen bislang beantwortet werden. Gerade da ein Großteil von Patientinnen mit dem Anliegen, einen gesunden Selbstwert zu entwickeln, in die Psychotherapie kommt – auch über eine depressive bzw. andere Grunderkrankung hinaus –sind die skizzierten Fragestellungen wichtige Ansatzpunkte für zukünftige Studien.

6 Weiterführende Literatur

Für Therapeutinnen und Therapeuten

Chmielewski, F. & Hannig, S. (2021). *Therapie-Tools Selbstwert*. Weinheim: Beltz.

Potreck-Rose, F. & Jacob, G. (2003). *Selbstzuwendung, Selbstakzeptanz, Selbstvertrauen. Psychotherapeutische Interventionen zum Aufbau von Selbstwertgefühl*. Stuttgart: Klett-Cotta.

Stavemann, H., Scholz, A. & Scholz, K. (2020). *Integrative KVT bei Selbstwertproblemen*. Weinheim: Beltz.

Selbsthilfe-Bücher für Patientinnen und Patienten

Brähler, C. (2015). *Selbstmitgefühl entwickeln. Liebevoller werden mit sich selbst*. München: Scorpio.

Hanning, S. & Cmielewski, F. (2019). *Ganz viel Wert. Selbstwert aktiv aufbauen und festigen*. Weinheim: Beltz.

Potreck-Rose, F. (2014). *Von der Freude den Selbstwert zu stärken* (9. Auflage). Stuttgart: Klett-Cotta.

Seebauer, L. & Jacob, G. (2015). *Schluss mit meiner Wenigkeit! Selbstvertrauen erlangen und selbstsicher handeln*. Weinheim: Beltz.

Stavemann, H. (2020). *... und ständig tickt die Selbstwertbombe. Selbstwertprobleme erkennen und lösen*. Weinheim: Beltz.

Bei ausreichenden englischen Sprachkenntnissen, sowohl für Patientinnen und Patienten als auch Therapeutinnen und Therapeuten

Fennell, M. (2016). *Overcoming low self-esteem. A self-help guide using cognitive behavioural techniques* (2nd edition). London: Robinson.

Welford, M. (2012). *Building your self-confidence using Compassion-Focused Therapy*. London: Robinson.

7 Literatur

Baumeister, R.F. (Eds.). (1993). *Self-esteem: The puzzle of low self-regard*. New York: Plenum Press. https://doi.org/10.1007/978-1-4684-8956-9

Baumeister, R.F., Campbell, J.D., Krueger, J.I. & Vohs, K.D. (2003). Does high self-esteem cause better performance, interpersonal success, happiness, or healthier lifestyles? *Psychological Science in the Public Interest, 4*(1), 1–44. https://doi.org/10.1111/1529-1006.01431

Bohus, M. (2019). *Borderline-Störung*. Göttingen: Hogrefe. https://doi.org/10.1026/02853-000

Bohus, M. & Wolf-Arehult, M. (2013). *Interaktives Skillstraining für Borderline-Patienten: Das Therapeutenmanual* (2. Auflage). Stuttgart: Schattauer.

Brähler, C. (2015). *Selbstmitgefühl entwickeln: Liebevoller werden mit sich selbst*. München: Scorpio.

Brähler, C. & Neff, K.D. (2020). Self-compassion in PTSD. In M.T. Tull & N.A. Kimbrel (Eds.), *Emotion in Posttraumatic Stress Disorder: Etiology, assessment, neurobiology, and treatment* (pp. 567–596). London: Elsevier Academic Press.

Brailovskaia, J. & Margraf, J. (2020). How to measure self-esteem with one item? Validation of the German single-item self-esteem scale (G-SISE). *Current Psychology, 39*(6), 2192–2202. https://doi.org/10.1007/s12144-018-9911-x

Branden, N. (1994). *The six pillars of self-esteem*. New York: Bantam.

Bruch, H. (1962). Perceptual and conceptual disturbances in anorexia nervosa. *Psychosomatic Medicine, 24*, 187–194. https://doi.org/10.1097/00006842-196203000-00009

Chmielewski, F. & Hanning, S. (2021). *Therapie-Tools Selbstwert*. Weinheim: Beltz.

Craig, C., Hiskey, S., & Spector, A. (2020). Compassion focused therapy: A systematic review of its effectiveness and acceptability in clinical populations. *Expert Review of Neurotherapeutics, 20*(4), 385–400. https://doi.org/10.1080/14737175.2020.1746184

Donnellan, M.B., Trzesniewski, K.H. & Robins, R.W. (2015). Measures of self-esteem. In G. Boyle, D. Saklofske & G. Matthews (Eds.), *Measures of personality and social psychological constructs* (pp. 131–157). London: Elsevier.

DuBois, D.L. & Tevendale, H.D. (1999). Self-esteem in childhood and adolescence: Vaccine or epiphenomenon? *Applied and Preventive Psychology, 8*(2), 103–117. https://doi.org/10.1016/S0962-1849(99)80002-X

Dweck, C.S. (2017). From needs to goals and representations: Foundations for a unified theory of motivation, personality, and development. *Psychological Review, 124*(6), 689–719. https://doi.org/10.1037/rev0000082

Eifert, G.H. (2022). *Akzeptanz- und Commitment-Therapie (ACT)* (2. Auflage). Göttingen: Hogrefe. https://doi.org/10.1026/03045-000

Fehm, L. & Helbig, S. (2008). *Hausaufgaben in der Psychotherapie: Strategien und Materialien für die Praxis*. Göttingen: Hogrefe.

Fennell, M.J.V. (1997). Low self-esteem: A cognitive perspective. *Behavioural and Cognitive Psychotherapy, 25*(1), 1–25. https://doi.org/10.1017/S1352465800015368

Fennell, M.J.V. (2004). Depression, low self-esteem and mindfulness. *Behaviour Research and Therapy, 42*(9), 1053–1067. https://doi.org/10.1016/j.brat.2004.03.002

Fennell, M.J.V. (2016). *Overcoming low self-esteem: A self-help guide using cognitive behavioural techniques* (2nd edition). London: Little, Brown Book Group.

Fennell, M.J.V. & Jenkins, H. (2004). Low self-esteem. In J. Bennett-Levy, G. Butler, M.J.V. Fennell, A. Hackmann, M. Mueller, D. Westbrook & K. Rouf (Eds.), *Oxford guide to behavioural experiments in cognitive therapy* (pp. 413–430). Oxford: Oxford University Press. https://doi.org/10.1093/med:psych/9780198529163.003.0020

Ferrari, M., Hunt, C., Harrysunker, A., Abbott, M.J., Beath, A.P. & Einstein, D.A. (2019). Self-compassion interventions and psychosocial outcomes: A meta-analysis of RCTs. *Mindfulness, 10*(8), 1455–1473. https://doi.org/10.1007/s12671-019-01134-6

Ferring, D. & Filipp, S.-H. (1996). Messung des Selbstwertgefühls: Befunde zu Reliabilität, Validität und Stabilität der Rosenberg-Skala. *Diagnostica, 42,* 284–292.

Fleming, J.S. & Courtney, B.E. (1984). The dimensionality of self-esteem: II. Hierarchical facet model for revised measurement scales. *Journal of Personality and Social Psychology, 46*(2), 404–421. https://doi.org/10.1037/0022-3514.46.2.404

Gallagher, P., Boland, C., McClenaghan, A., Fanning, F., Lawlor, E. & Clarke, M. (2021). Improved self-esteem and activity levels following a 12-week community activity and healthy lifestyle programme in those with serious mental illness: A feasibility study. *Early Intervention in Psychiatry, 15*(2), 367–373. https://doi.org/10.1111/eip.12965

Gilbert, P. (2010). *The compassionate mind: A new approach to life's challenges.* London: Constable.

Gilbert, P. (2014). The origins and nature of compassion focused therapy. *British Journal of Clinical Psychology, 53*(1), 6–41. https://doi.org/10.1111/bjc.12043

Grawe, K. (1998). *Psychologische Therapie.* Göttingen: Hogrefe.

Grawe, K. (2004). *Psychological therapy.* Cambridge, MA: Hogrefe & Huber.

Greenberg, J., Pyszczynski, T. & Solomon, S. (1986). The causes and consequences of a need for self-esteem: A terror management theory. In R.F. Baumeister (Ed.), *Public self and private self* (pp. 189–212). New York: Springer.

Greenwald, A.G., McGhee, D.E. & Schwartz, J.L.K. (1998). Measuring individual differences in implicit cognition: The implicit association test. *Journal of Personality and Social Psychology, 74*(6), 1464–1480. https://doi.org/10.1037/0022-3514.74.6.1464

Hall, P.L. & Tarrier, N. (2003). The cognitive-behavioural treatment of low self-esteem in psychotic patients: A pilot study. *Behaviour Research and Therapy, 41*(3), 317–332. https://doi.org/10.1016/S0005-7967(02)00013-X

Hautzinger, M. & Pössel, P. (2017). *Kognitive Interventionen.* Göttingen: Hogrefe. https://doi.org/10.1026/02831-000

Hilbert, S., Goerigk, S., Padberg, F., Nadjiri, A., Übleis, A., Jobst, A. et al. (2019). The role of self-esteem in depression: A longitudinal study. *Behavioural and Cognitive Psychotherapy, 47*(2), 244–250. https://doi.org/10.1017/S1352465818000243

Jacob, G.A. & Arntz, A. (2015). *Schematherapie in der Praxis* (2. Auflage). Weinheim: Beltz.

Junker, S. (2015). Selbstfürsorglichkeit im Fluge. In S. Fliegel & A. Kämmerer (Hrsg.), *Psychotherapeutische Schätze II* (2. Auflage). Tübingen: DGVT.

Kernis, M.H. (2003). Toward a conceptualization of optimal self-esteem. *Psychological Inquiry, 14*(1), 1–26. https://doi.org/10.1207/S15327965PLI1401_01

Kernis, M.H., Lakey, C.E. & Heppner, W.L. (2008). Secure versus fragile high self-esteem as a predictor of verbal defensiveness: Converging findings across three different markers. *Journal of Personality, 76*(3), 477–512. https://doi.org/10.1111/j.1467-6494.2008.00493.x

Kirby, J. N. (2016). Compassion interventions: The programmes, the evidence, and implications for research and practice. *Psychology and Psychotherapy, 90*(3), 432–455. https://doi.org/10.1111/papt.12104

Kirby, J. N., Tellegen, C. L. & Steindl, S. R. (2017). A meta-analysis of compassion-based interventions: Current state of knowledge and future directions. *Behavior Therapy, 48*(6), 778–792. https://doi.org/10.1016/j.beth.2017.06.003

Kolubinski, D. C., Frings, D., Nikčević, A. V., Lawrence, J. A. & Spada, M. M. (2018). A systematic review and meta-analysis of CBT interventions based on the Fennell model of low self-esteem. *Psychiatry Research, 267,* 296–305. https://doi.org/10.1016/j.psychres.2018.06.025

Körner, R., Petersen, L.-E. & Schütz, A. (2021). Do expansive or contractive body postures affect feelings of self-worth? High power poses impact state self-esteem. *Current Psychology, 40*(8), 4112–4124. https://doi.org/10.1007/s12144-019-00371-1

Korrelboom, K., Maarsingh, M. & Huijbrechts, I. (2012). Competitive Memory Training (COMET) for treating low self-esteem in patients with depressive disorders: a randomized clinical trial. *Depression and Anxiety, 29*(2), 102–110. https://doi.org/10.1002/da.20921

Korrelboom, K., Marissen, M. & van Assendelft, T. (2011). Competitive Memory Training (COMET) for low self-esteem in patients with personality disorders: A randomized effectiveness study. *Behavioural and Cognitive Psychotherapy, 39*(1), 1–19. https://doi.org/10.1017/S1352465810000469

Leary, M. R. & Baumeister, R. F. (2000). The nature and function of self-esteem: Sociometer theory. In M. P. Zanna (Hrsg.), *Advances in experimental social psychology* (Vol. 32, pp. 1–62). London: Elsevier.

Malzer-Gertz, M., Gloger, C., Martin, C. & Luger-Schreiner, H. (2020). *Therapie-Tools Selbstmitgefühl.* Weinheim: Beltz.

Mangelsdorf, J., Eid, M. & Luhmann, M. (2019). Does growth require suffering? A systematic review and meta-analysis on genuine posttraumatic and postecstatic growth. *Psychological Bulletin, 145*(3), 302–338. https://doi.org/10.1037/bul0000173

Michalak, J., Heidenreich, T. & Williams, J. M. G. (2022). *Achtsamkeit*. Göttingen: Hogrefe. https://doi.org/10.1026/03040-000

Monteiro, R. P., Coelho, G. L. d. H., Hanel, P. H. P., de Medeiros, E. D. & da Silva, P. D. G. (2021). The efficient assessment of self-esteem: Proposing the brief Rosenberg self-esteem scale. *Applied Research in Quality of Life, 17,* 931–947. https://doi.org/10.1007/s11482-021-09936-4

Neff, K. D. (2003). The development and validation of a scale to measure self-compassion. *Self and Identity, 2*(3), 223–250. https://doi.org/10.1080/15298860309027

Neff, K. D. & Germer, C. K. (2013). A pilot study and randomized controlled trial of the mindful self-compassion program. *Journal of Clinical Psychology, 69*(1), 28–44. https://doi.org/10.1002/jclp.21923

Neff, K. D. & Vonk, R. (2009). Self-compassion versus global self-esteem: Two different ways of relating to oneself. *Journal of Personality, 77*(1), 23–50. https://doi.org/10.1111/j.1467-6494.2008.00537.x

Orth, U., Erol, R. Y. & Luciano, E. C. (2018). Development of self-esteem from age 4 to 94 years: A meta-analysis of longitudinal studies. *Psychological Bulletin, 144*(10), 1045–1080. https://doi.org/10.1037/bul0000161

Potreck-Rose, F. (2006). *Von der Freude, den Selbstwert zu stärken. Fachratgeber*. Stuttgart: Klett-Cotta.

Potreck-Rose, F. (2014). *Von der Freude, den Selbstwert zu stärken*. Fachratgeber (9. Auflage). Stuttgart: Klett-Cotta.

Potreck-Rose, F. & Jacob, G.A. (2003). *Selbstzuwendung, Selbstakzeptanz, Selbstvertrauen: Psychotherapeutische Interventionen zum Aufbau von Selbstwertgefühl* (2. Auflage). Stuttgart: Klett-Cotta.

Pyszczynski, T., Solomon, S. & Greenberg, J. (2015). Thirty years of terror management theory. In M.P. Zanna & J. Olsen (Eds.), *Advances in experimental social psychology* (Vol. 52, pp. 1–70). London: Elsevier.

Rentzsch, K., Erz, E. & Schütz, A. (2021). Development of short and ultra-short forms of the multidimensional self-esteem scale. *European Journal of Psychological Assessment, 38*(4), 270–281. https://doi.org/10.1027/1015-5759/a000660

Robins, R.W., Hendin, H.M. & Trzesniewski, K.H. (2001). Measuring global self-esteem: Construct validation of a single-item measure and the Rosenberg self-esteem scale. *Personality and Social Psychology Bulletin, 27*(2), 151–161. https://doi.org/10.1177/0146167201272002

Rosenberg, M. (1965). *Society and the adolescent self-image*. Princeton: Princeton University Press. https://doi.org/10.1515/9781400876136

Roth, M., Decker, O., Herzberg, P.Y. & Brähler, E. (2008). Dimensionality and norms of the Rosenberg self-esteem scale in a German general population sample. *European Journal of Psychological Assessment, 24*(3), 190–197. https://doi.org/10.1027/1015-5759.24.3.190

Schilling, L., Köther, U., Jelinek, L. & Moritz, S. (2013). *Metakognitives Training für Patienten mit einer Borderline-Persönlichkeitsstörung (B-MKT)*. Verfügbar unter: https://clinical-neuropsychology.de/b-mkt-manual-deutsch/

Schmitt, D.P. & Allik, J. (2005). Simultaneous administration of the Rosenberg self-esteem scale in 53 nations: Exploring the universal and culture-specific features of global self-esteem. *Journal of Personality and Social Psychology, 89*(4), 623–642. https://doi.org/10.1037/0022-3514.89.4.623

Schöne, C., Tandler, S.S. & Stiensmeier-Pelster, J. (2015). Contingent self-esteem and vulnerability to depression: Academic contingent self-esteem predicts depressive symptoms in students. *Frontiers in Psychology, 6*, 1573. https://doi.org/10.3389/fpsyg.2015.01573

Schütz, A., Rentzsch, K. & Sellin, I. (2016). *MSWS: Multidimensionale Selbstwertskala*. Göttingen: Hogrefe.

Seebauer, L. & Jacob, G.A. (2015). *Schluss mit meiner Wenigkeit! Selbstvertrauen erlangen und selbstsicher handeln*. Weinheim: Beltz.

Seebauer, L. & Jacob, G.A. (2021). *Imaginatives Überschreiben*. Göttingen: Hogrefe. https://doi.org/10.1026/02821-000

Sowislo, J.F. & Orth, U. (2013). Does low self-esteem predict depression and anxiety? A meta-analysis of longitudinal studies. *Psychological Bulletin, 139*(1), 213–240. https://doi.org/10.1037/a0028931

Stangier, U. (2023). *Verhaltensexperimente* (Standards der Psychotherapie). Göttingen: Hogrefe.

Staring, A.B.P., van den Berg, D.P.G., Cath, D.C., Schoorl, M., Engelhard, I.M. & Korrelboom, C.W. (2016). Self-esteem treatment in anxiety: A randomized controlled crossover trial of Eye Movement Desensitization and Reprocessing (EMDR) versus Competitive Memory Training (COMET) in patients with anxiety disorders. *Behaviour Research and Therapy, 82*, 11–20. https://doi.org/10.1016/j.brat.2016.04.002

Stavemann, H. H. (2020). *... und ständig tickt die Selbstwertbombe: Selbstwertprobleme erkennen und lösen* (2. Auflage). Weinheim: Beltz.

Stavemann, H. H., Scholz, A. & Scholz, K. (2020). *Integrative KVT bei Selbstwertproblemen*. Weinheim: Beltz.

Stice, E. (2002). Risk and maintenance factors for eating pathology: A meta-analytic review. *Psychological Bulletin, 128*(5), 825–848. https://doi.org/10.1037/0033-2909.128.5.825

Swann, W. B. & Bosson, J. K. (2010). Self and identity. In S. T. Fiske, D. T. Gilbert & G. Lindzey (Eds.), *Handbook of social psychology* (5th edition, pp. 589–628). Hoboken, NJ: Wiley.

Swartzman, S., Kerr, J. & McElhinney, R. (2021). An evaluation of a group-based cognitive behavioural therapy intervention for low self-esteem. *Behavioural and Cognitive Psychotherapy,* 1–10. https://doi.org/10.1017/S1352465821000072

Tafarodi, R. W. & Milne, A. B. (2002). Decomposing global self-esteem. *Journal of Personality, 70*(4), 443–483. https://doi.org/10.1111/1467-6494.05017

Ubben, B. (2017). *Problemanalyse und Therapieplanung*. Göttingen: Hogrefe. https://doi.org/10.1026/02823-000

van der Stouwe, E., Geraets, C., Rutgers, M. & Veling, W. (2021). Cognitive behavioral group treatment for low self-esteem in psychosis: A proof of concept study. *BMC Psychiatry, 21*(1). https://doi.org/10.1186/s12888-021-03579-3

Vater, A., Ritter, K., Schröder-Abé, M., Schütz, A., Lammers, C.-H., Bosson, J. K. & Roepke, S. (2013). When grandiosity and vulnerability collide: Implicit and explicit self-esteem in patients with narcissistic personality disorder. *Journal of Behavior Therapy and Experimental Psychiatry, 44*(1), 37–47. https://doi.org/10.1016/j.jbtep.2012.07.001

von Collani, G. & Herzberg, P. Y. (2003). Eine revidierte Fassung der deutschsprachigen Skala zum Selbstwertgefühl von Rosenberg. *Zeitschrift für Differentielle und Diagnostische Psychologie, 24*(1), 3–7. https://doi.org/10.1024//0170-1789.24.1.3

Welford, M. (2012). *Building your self-confidence using compassion-focused therapy*. London: Robinson.

Wengenroth, M. (2017). *Therapie-Tools Akzeptanz- und Commitmenttherapie (ACT)* (2. Auflage). Weinheim: Beltz.

Wouters, S., Duriez, B., Luyckx, K., Klimstra, T., Colpin, H., Soenens, B. & Verschueren, K. (2013). Depressive symptoms in university freshmen: Longitudinal relations with contingent self-esteem and level of self-esteem. *Journal of Research in Personality, 47*(4), 356–363. https://doi.org/10.1016/j.jrp.2013.03.001

Zeigler-Hill, V. (2011). The connections between self-esteem and psychopathology. *Journal of Contemporary Psychotherapy, 41*(3), 157–164. https://doi.org/10.1007/s10879-010-9167-8

Zeigler-Hill, V. & Wallace, M. T. (2012). Self-esteem instability and psychological adjustment. *Self and Identity, 11*(3), 317–342. https://doi.org/10.1080/15298868.2011.567763

Zuckerman, M., Li, C. & Hall, J. A. (2016). When men and women differ in self-esteem and when they don't: A meta-analysis. *Journal of Research in Personality, 64,* 34–51. https://doi.org/10.1016/j.jrp.2016.07.007

8 Kompetenzziele und Lernkontrollfragen

Kompetenzziele

Folgende Wissens- und Handlungskompetenzen können durch die Lektüre dieses Buches erworben werden:

1. Grundwissen zur Definition von Selbstwert und assoziierten Begriffen.
2. Zentrale Korrelate und assoziierte Phänomene von Selbstwert kennen.
3. Grundwissen zur Ausprägung von Selbstwert bei ausgewählten Störungsbildern.
4. Möglichkeiten und Verfahren zur Diagnostik von Selbstwert kennen.
5. Kenntnis verschiedener Integrationsmöglichkeiten von gestörtem Selbstwert in das individuelle Fallkonzept einer Patientin bzw. eines Patienten.
6. Theoretisches Vorgehen und Anwendungsbeispiele von verschiedenen selbstwertbezogenen Interventionen in unterschiedlichen Phasen der Behandlung kennen.
7. Vertiefte Kenntnis zweier kompletter Behandlungsansätze zur Förderung eines gesunden Selbstwerts: (1) COMET-Programm, (2) kognitiver Ansatz nach Fennell.
8. Wissen über Evidenzgrade der Evaluation selbstwertbezogener Interventionen.

Lernkontrollfragen

1. Wie kann Selbstwert definiert werden?
   a. Selbstwert stellt die evaluative Komponente des Selbst dar.
   b. Selbstwert ist die Summe der individuellen sozialen Kompetenzen.
   c. Selbstwert beschreibt die Wertzuschreibung einer Person an eine andere.
   d. Selbstwert ist die Summe aller kognitiven Leistungen einer Person.

2. Was misst die Rosenberg Selbstwertskala?
   a. Körperbezogene Facetten des Selbstwerts.
   b. Leistungsbezogene Facetten des Selbstwerts.
   c. Den globalen Selbstwert.
   d. Kompetenzbezogene Facetten des Selbstwerts.

3. Welche Aussage über den Verlauf des Selbstwerts über die Lebensspanne trifft in Studien mit nicht klinischen Stichproben zu?
   a. Der Selbstwert erreicht seinen Höhepunkt im jungen Erwachsenenalter.
   b. Der Selbstwert ist im jungen und im hohen Erwachsenenalter am stärksten ausgeprägt.
   c. Der Selbstwert steigt bis ins hohe Erwachsenenalter kontinuierlich an.
   d. Der Selbstwert ist ab dem Jugendalter relativ unverändert ausgeprägt.

4. Welche Aussage zur Evaluation der Erfolge des kognitiven Behandlungsansatzes für selbstwertbezogene Störungen von Melanie Fennell trifft zu?
   a. Bislang liegen nur Fallstudien vor, die einen guten Erfolg nachweisen.
   b. Der kognitive Ansatz von Fennell wurde in mehreren randomisiert-kontrollierten Studien verschiedener Forschergruppen als wirksam nachgewiesen.
   c. Der kognitive Ansatz von Fennell wurde in mehreren randomisiert-kontrollierten Studien der Arbeitsgruppe von Fennell als wirksam nachgewiesen.
   d. Mehrere Metaanalysen zeigen den Erfolg des kognitiven Behandlungsansatzes von Fennell.

5. In mehreren Behandlungsansätzen wird mit einem Symbol oder imaginierten Wesen gearbeitet, das die selbstzugewandte, wohlwollende Seite einer Person fördern soll. Wie nennt man diese Technik?
   a. Arbeit mit dem „imaginären Freund“.
   b. Arbeit mit dem „zweiten Ich“.
   c. Arbeit mit dem „besseren Introjekt“.
   d. Arbeit mit dem „liebevollen Begleiter“.

6. In dem Competitive Memory Training (COMET) nach Korrelboom geht es darum
   a. kompetitive Fähigkeiten einzuüben und auf diese Weise den Selbstwert zu erhöhen.
   b. den Zugang zu einem glaubhaften, positiven Selbstbild einzuüben und dieses spürbar zu machen.
   c. eine besonders selbstwertorientierte Technik der kognitiven Umstrukturierung zu erlernen.
   d. Meditation und Selbstwertarbeit zu verbinden.

7. Welche der folgenden Aussagen zu Selbstfürsorge ist korrekt?
   a. Selbstfürsorge kann auch darin bestehen, sich einer unangenehmen Sache zuzuwenden, wenn diese langfristig dem eigenen Wohl dient.
   b. Die Förderung der Selbstfürsorge lässt sich in der Regel in ein bis zwei Therapiesitzungen ausreichend bearbeiten.
   c. Hauptaufgabe der Therapeutin bzw. des Therapeuten bei der Förderung der Selbstfürsorge ist es, selbstfürsorgliche Handlungen vorzuschlagen und ihre Umsetzung zu überprüfen.

   d. Wenn sich Patientinnen bzw. Patienten vorrangig um andere kümmern und nicht um sich selbst, sollte in der Therapie auf die Thematisierung von Selbstfürsorge verzichtet werden, um die sozialen Beziehungen der Patientin bzw. des Patienten nicht zu gefährden.

8. Für Patientinnen und Patienten mit narzisstischer oder selbstunsicher-vermeidender Persönlichkeitsstörung ist eine selbstwertbezogene Gruppentherapie
   a. nicht geeignet.
   b. nur nach einem verpflichtenden Vorgespräch geeignet.
   c. nur geeignet, wenn sie selbstwertbezogene Schemata und Copingstile zuvor bereits ausreichend reflektiert haben.
   d. besonders geeignet.

9. Welche der folgenden Aussagen bezüglich Interventionen zu Beginn der selbstwertorientierten Behandlung ist korrekt?
   a. Als Ziel der Behandlung sollte vereinbart werden, dass die Patientin bzw. der Patient sich durchweg positiv sieht und keine Schwächen mehr aufweist.
   b. Eine Psychoedukation zu Selbstwert kann allgemein oder mittels Infoblatt erfolgen, da die Selbstwertprobleme von Patientinnen und Patienten in der Regel identisch sind.
   c. Mit einer ersten Bestandsaufnahme des Selbstwerts in verschiedenen Lebensbereichen kann die häufig generalisierte Überzeugung von Patientinnen und Patienten („Ich habe gar keinen Selbstwert") bereits vorsichtig hinterfragt werden.
   d. In der individuellen Fallkonzeptualisierung ist Scham (und entsprechendes Bewältigungsverhalten) Ausdruck von Selbstwertproblemen, während Ärger (und entsprechendes Bewältigungsverhalten) gegen das Vorhandensein von Selbstwertproblemen spricht.

Beantworten Sie die hier abgedruckten Lernkontrollfragen in unserem Continuing Education Portal und sammeln Sie einfach und bequem Fortbildungspunkte der Kategorie D für Fachkräfte im Bereich Psychotherapie (CE). Der Zugang zu zertifizierten Online-Fortbildungen steht Ihnen rund um die Uhr zur Verfügung. Mehr Informationen zu diesem kostenpflichtigen Service finden Sie unter: ce.hogrefe.com

9 Anhang

Arbeitsblatt: Persönliches Modell – Entstehungsbedingungen
Welche frühen Erfahrungen haben mich und meinen Selbstwert geprägt?
Welche Grundannahmen haben sich daraus gebildet?
Welche Lebensregeln habe ich entwickelt?

Arbeitsblatt: Persönliches Modell – Faktoren der Aufrechterhaltung
In welcher Situation wurde meine Grundannahme aktiviert? __________ __________ __________ __________
Was habe ich gefühlt? __________ __________ __________ __________
Welche Körperempfindungen hatte ich? __________ __________ __________ __________
Was habe ich gedacht? __________ __________ __________ __________
Was habe ich getan? __________ __________ __________ __________

Arbeitsblatt: Persönliches Modell – Faktoren der Aufrechterhaltung (Beispiel Frau W.)

In welcher Situation wurde meine Grundannahme aktiviert?

Ich war krank auf der Arbeit, ich hatte große Schwierigkeiten mich zu konzentrieren und das übliche Arbeitstempo zu halten

Was habe ich gefühlt?

Verzweiflung, Druck, trotz Krankheit so schnell zu arbeiten wie immer

Welche Körperempfindungen hatte ich?

„Knoten“ im Magen, Verspannung in den Schultern

Was habe ich gedacht?

Das kann doch nicht sein! Ich darf nicht versagen! Du faule Kuh, nun streng dich endlich an!

Was habe ich gtan?

Mittagspause durchgearbeitet, wütend gegen den Kopf geschlagen

Arbeitsblatt: Persönliches Modell – Faktoren der Aufrechterhaltung (Beispiel Herr B.)

In welcher Situation wurde meine Grundannahme aktiviert?

Referat gehalten. Bei den Fragen im Anschluss konnte ich nicht alle beantworten.

Was habe ich gefühlt?

Angst vor Blamage, innere Anspannung, Wut über die unfairen Fragen

Welche Körperempfindungen hatte ich?

Herzklopfen, wacklige Knie

Was habe ich gedacht?

Ich müsste doch die Fragen locker beantworten können!
Diese verdammten Besserwisser mit ihren Klugscheißer-Fragen!

Was habe ich getan?

Fragen so gut wie möglich beantwortet, am Ende des Seminars Tasche gepackt und aus dem Raum gestürmt.

Arbeitsblatt: Säulen des Selbstwerts

Überlegen Sie: Welche der vier Säulen Ihres Selbstwerts sind breit und belastbar, welche dagegen dünn und ausbaufähig? Passen Sie die rechte senkrechte Linie jeder Säule entsprechend Ihrer Einschätzung an. Unten können Sie notieren, über welche Fertigkeiten und Fähigkeiten Sie bereits verfügen oder woran Sie in der Therapie arbeiten möchten, um Ihren Selbstwert auf eine belastbare Grundlage zu stellen.

Mein Selbstwert

Selbstakzeptanz
Positive Einstellung zu sich selbst als Person

Notizen:

Selbstvertrauen
Positive Einstellung zu eigenen Fähigkeiten/Leistungen

Notizen:

Soziale Kompetenz
Erleben von Kontaktfähigkeit

Notizen:

Soziales Netz
Eingebundensein in positive soziale Beziehungen

Notizen:

Arbeitsblatt: Wochenprotokoll der Selbstfürsorge

Dieses Protokoll kann es Ihnen erleichtern, während der nächsten Woche selbstfürsorglich zu handeln, denn es besteht eine höhere Wahrscheinlichkeit, Vorhaben umzusetzen, wenn man sie bewusst und konkret einplant. Füllen Sie zur Planung zunächst nur die ersten drei Spalten aus. Notieren Sie im Anschluss Ihre Erfahrungen in der vierten Spalte (auch, wenn Sie das Vorhaben nicht oder nicht so wie geplant umgesetzt haben). Achten Sie auf eine sehr konkrete Planung und hängen Sie die Messlatte nicht zu hoch! Denken Sie daran, dass Selbstfürsorge nicht nur in dem bestehen kann, was wir tun (z. B. gut für uns sorgen), sondern auch in dem, was wir lassen (z. B. eine Aufgabe ablehnen, weil man sonst in Zeitdruck gerät).

Tag/Datum	Was nehme ich mir vor zu tun?	Was unterstützt mich bei der Umsetzung? (z. B. Erinnerungsreize, aufmunternder Satz)	Welche Erfahrung habe ich gemacht? Gegebenenfalls: Welche Barrieren habe ich bemerkt?

ISBN 978-3-8017-2933-2ISBN 978-3-8017-2921-9ISBN 978-3-8017-3172-4ISBN 978-3-8017-2821-2ISBN 978-3-8017-2611-9ISBN 978-3-8017-3153-3